AF609670

DE

L'HYDROTHÉRAPIE

MÉTHODIQUE

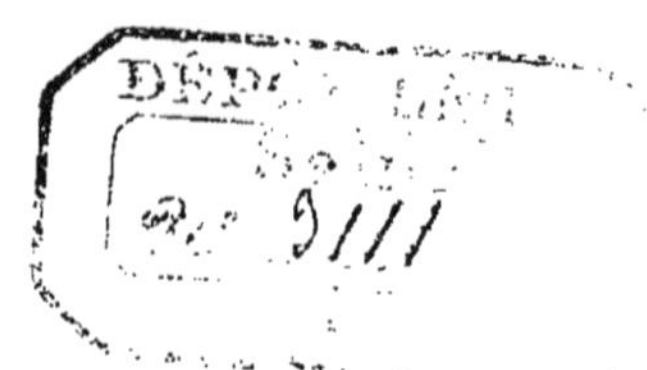

Paris.—Imprimé chez Bonaventure et Ducessois,
quai des Augustins, 55.

DE

L'HYDROTHÉRAPIE

MÉTHODIQUE

PAR D. CHARPENTIER,

Docteur en médecine,
Membre titulaire de la Société de médecine de Paris,
Correspondant de l'Académie impériale de Médecine, de celle des sciences médicales et naturelles de Bruxelles, et d'autres sociétés savantes nationales et étrangères,
directeur de l'établissement hydrothérapique de Valenciennes.

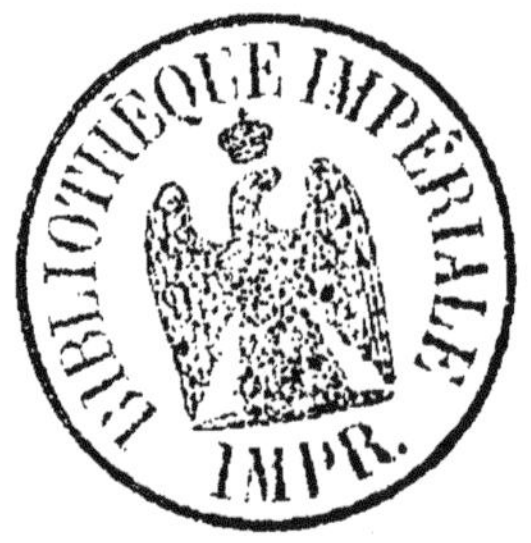

La vérité est dans les faits, et non dans l'esprit qui les juge.

J.-J. ROUSSEAU.

PARIS
IMPRIMÉ CHEZ BONAVENTURE ET DUCESSOIS,
55, quai des Grands-Augustins.

1855

AVANT-PROPOS.

Je n'avais, je l'avoue, aucune connaissance des écrits qui, à différentes époques, avaient été publiés sur l'emploi médico-chirurgical de l'eau froide ; j'ignorais même que cet agent thérapeutique eût formé dans le siècle dernier la base d'une médication importante en Allemagne, en Angleterre et en Italie, quand en 1841, j'appris qu'il était devenu le moyen exclusif d'une méthode particulière de traitement, créée par un Slave, du nom de Priessnitz, habitant Graefenberg, village de la Silésie Autrichienne, d'où elle s'était étendue au loin, à l'aide de ses succès et de l'appui que lui donnaient des praticiens distingués.

Cette nouvelle *pour moi* excita d'autant plus mon attention, que déjà depuis longtemps j'employais le froid, comme sédatif, dans quelques maladies, avec plus de persévérance qu'on n'en met ordinairement; ainsi, j'avais publié en 1829, un ouvrage sur l'*encéphalo-méningite de la base* chez les enfants (*hydrocéphale aiguë*) dans lequel j'attribuais en grande partie à l'action, prolongée et non discontinuée, de la glace appliquée sur le point le plus rapproché du siège de l'inflammation, les bons effets que j'en avais obtenus dans treize cas très-graves de cette affection, dont je rapportai les observations; et, plus tard, je consignai dans le *Journal général de Médecine* quelques faits de gastrite sub-aiguë qui constataient l'efficacité de ce moyen ainsi employé. J'étais donc disposé, sinon à croire aux merveilleuses guérisons que déjà on attribuait partout à l'hydrothérapie, du moins à l'étudier sérieusement; ce que je fis en allant en observer les effets dans un établissement destiné à ce genre de traitement, où j'acquis la preuve qu'il peut triompher de maladies ordinairement rebelles à toutes les autres ressources de la médecine.

En 1842, parut le traité de M. le professeur Scoutteten sur l'hydrothérapie, et l'année suivante celui de M. le docteur Schedel, lauréat des hôpitaux de Paris, sur le même sujet. Ces deux ouvrages, empreints de la critique la plus judicieuse, inspirés à des esprits complétement dégagés d'idées préconçues sur l'objet de leur travail, et écrits à Graefenberg même, c'est-à-dire sur le champ le plus vaste offert à l'observation de ce mode de traitement, puisque plus de mille malades y étaient venus de toutes les parties du monde demander à Priessnitz un remède à des maux qui étaient restés réfractaires aux autres ressources de l'art; ces deux ouvrages, dis-je, me confirmèrent dans la pensée que l'eau froide, employée d'après certains procédés, offrait une puissante médication, et me firent prendre la résolution de lui consacrer un établissement, dont la création n'a été retardée que par des circonstances indépendantes de ma volonté.

L'hydrothérapie n'est pas une de ces nébuleuses conceptions médicales qui ne parlent qu'à l'imagination; c'est, au contraire, le traitement le plus positif, le plus rationnel que nous ayons; ses résultats frappent les yeux, et la physiologie démontre clairement comment ils s'opèrent; si l'on ne peut suivre son action jusqu'au foyer d'où s'échappe la flamme de la vie, on la voit du moins dans les organes qu'elle anime.

Sans doute cette méthode curative n'est pas une panacée universelle; non-seulement elle ne guérit pas toutes les affections, mais il en est qu'elle ne pourrait qu'aggraver, et il en est d'autres qui, sans en être aggravées, résistent à son influence; cependant, ce qui est vrai, c'est que dans ces derniers cas elle améliore presque constamment la santé : nous dirons plus, c'est qu'il n'est pas rare de la voir arrêter, pendant un certain temps, la marche de maladies décidément mortelles, quand son usage n'est pas formellement contre-indiqué; aussi dirons-nous que si nous avons vu des maladies qui lui sont restées rebelles, nous n'avons pas vu de malades qui aient regretté de l'avoir employée.

DE
L'HYDROTHÉRAPIE
MÉTHODIQUE

PARTIE HISTORIQUE.

L'usage médical de l'eau froide a commencé avec les souffrances physiques de l'homme ; l'eau a été le premier remède que l'instinct lui a suggéré avant que l'observation et l'expérience lui en eussent fait connaître d'autres tirés des corps organiques que la nature avait mis à sa disposition. Plus de quinze cents ans avant notre ère, Moïse la prescrivait aux Hébreux, sous forme d'ablutions, contre la lèpre à laquelle ils étaient très-sujets.

Les premiers écrits sur la médecine que l'antiquité nous a légués, et qui remontent à près de cinq cents ans avant Jésus-Christ, ceux d'Hippocrate, sont remplis d'excellents préceptes sur l'emploi de l'eau dans l'état de santé et dans celui de maladie ; ce qu'il dit de ses effets dans les douleurs et les tumeurs sans plaie des articulations, dans les affections goutteuses, semble être écrit de nos jours : *Tumores autem in articulis et dolores absque ulcere, et podagricos, et convulsiones, horum plurima frigida multa affusa, et levat, et attenuat, et dolorem solvit. Torpor enim modicus doloris solvendi vim habet.* (SECT. V, APH. 25.)

A l'extérieur, il employait l'eau en bains, en aspersions ou en fomentations avec une éponge.

L'effet de la réaction produite par l'eau froide était aussi connu de lui, comme le prouve son aphorisme 22 de la même section : *Est vero, ubi in tetano sine ulcere, juveni bene carnoso, æstate media, frigidæ multæ affusio caloris revocationem facit; calor autem hæc solvit.*

Les connaissances en médecine pratique d'Hippocrate venaient en partie de l'expérience de ses ancêtres, qui pendant trois cents ans avaient desservi le temple d'Esculape, où ils conservaient avec soin les tablettes votives sur lesquelles étaient inscrits les résultats des observations faites dans le traitement des maladies; on doit donc croire qu'on connaissait bien avant lui les bons effets de cet agent thérapeutique dans certaines affections.

Ses disciples en étendirent encore l'usage, et pendant trois siècles l'emploi hygiénique et médical de l'eau froide fut très-répandu partout où la médecine hippocratique s'était introduite; il paraît bien démontré qu'on s'en servait généralement dans toutes les maladies qui s'accompagnaient de fièvre vive.

Les Romains, comme on le sait, puisèrent chez les Grecs leur pratique médicale, comme presque toutes leurs autres connaissances dans les sciences et les arts. L'usage thérapeutique de l'eau froide était déjà répandu à Rome, quand Antoine Musa guérit l'empereur Auguste, qui périssait victime des remèdes échauffants, en le traitant par la méthode antiphlogistique et les bains froids. Cornélius Celse, qui vivait sous Tibère, successeur de ce prince, recommandait l'eau froide, non d'après sa propre pratique, puisqu'il n'exerça jamais la médecine, mais d'après celle des médecins de son temps, dans les flatuosités de l'estomac, les faiblesses de cet organe, pour calmer son irritation quand on a vomi, et pour faciliter la digestion. Il vante les avantages des ablutions froides sur la tête dans la folie, la léthargie, et l'hydrocéphale aiguë; il la préconise en bains de surprise dans l'hydrophobie; il en considère l'application sur les plaies comme très-favorable à leur cicatrisation. Un passage de cet auteur prouve que déjà des moyens assez semblables à ceux que l'hydrothérapie emploie de nos jours, et connus depuis longtemps chez les Grecs, s'étaient introduits à Rome : « La méthode, dit-il, suivie par certains praticiens pour guérir par des remèdes contraires des maladies qui, sous des médecins plus circonspects, traînaient en longueur, n'est assurément pas nouvelle, puisque parmi les anciens, même avant Hérophile et Érasistrate, il y a eu un certain Pétron qui traitait la fièvre de la manière suivante : il faisait couvrir beaucoup le malade pour exciter en même temps une violente chaleur et une grande soif; lorsque la fièvre commençait à diminuer un peu, il lui faisait boire de l'eau froide; s'il lui survenait une abondante sueur, il le regardait comme guéri; s'il n'en avait point, il lui faisait avaler encore une plus grande quantité d'eau froide, et puis il le faisait vomir. Voilà en quoi consistait toute sa médecine; elle n'était pas moins avantageuse autrefois à ceux que les disciples d'Hippocrate n'avaient pu guérir qu'elle ne l'est maintenant à ceux que les sectateurs d'Hérophile et d'Érasistrate ont traités pendant longtemps sans succès [1]. »

Au rapport de Pline, Charmil, de Marseille, alla à Rome proscrire l'usage des bains chauds et préconiser les bains froids : « Il plongeait, dit-il, ses malades dans les lacs, et nous avons vu des vieillards consulaires montrant avec ostentation leurs membres roidis par le froid. [2] »

[1] Cornelius Celse, traduction de MM. Ratier et Fouquier.

[2] Cette pratique devait peu surprendre, d'après la manière dont les Romains, sous l'empire, prenaient leurs bains; ils passaient de l'eau chaude immédiatement à l'eau froide, comme l'indiquent ces deux vers de Sidoine Apollinaire :

« Intrate algentes post balnea torrida fluctus
« Ut solidet calidam frigore limpha cutem. »

(Après les bains brûlants, entrez dans l'eau glacée, afin que l'eau, par

L'eau froide dans les maladies n'était pas seulement administrée à l'intérieur; son usage extérieur était aussi général et devait remonter à une époque tout aussi reculée. Moïse la prescrivait, comme nous l'avons dit, en ablutions, et l'on peut voir dans Homère qu'elle servait au pansement des plaies; les Grecs l'employaient en lotions contre les ophthalmies et les rougeurs du visage, aux quelles les exposait la coutume d'aller la tête découverte.

L'emploi de l'eau, de même que tous les autres moyens de traitement, était empirique; les faits seuls en avaient déterminé l'usage; ils ne se rattachaient à aucune théorie pathogénique. Galien, le premier, donna une explication physiologique des effets de l'eau sur les tissus, qu'elle relâche ou resserre, selon son degré de température. Il la regarde comme propre à dissoudre les humeurs; partisan éclairé de cet agent thérapeutique, il le conseille comme le meilleur remède, avec la saignée, dans les irritations d'estomac, dans les fièvres continues, tandis qu'il le rejette dans les hémorrhagies qu'il est utile d'entretenir, et les hydropisies.

On peut considérer comme un fait bien démontré que l'eau joua jusqu'à Gallien un rôle fort important dans le traitement des maladies, du moins chez les deux peuples de l'antiquité dont l'histoire nous est le mieux connue, c'est-à-dire chez les Grecs et chez les Romains. Mais à partir de cette époque, à peine en est-il question dans les

sa fraîcheur, fortifie la peau échauffée.) D'après Viterbe, Laurent Joubert et Mercurialis, on passait successivement de la vapeur aux bains chauds, puis aux bains froids. Ce qui prouve de la manière la plus évidente qu'il en était ainsi, c'est la découverte faite en 1824, à Pompéï, d'un établissement de bains dans lequel on voit encore le *tepidarium*, ou bain de vapeur; le *caldarium*, ou bain chaud, et le *frigidarium*, ou bain froid. (Voyez *Pompeïa*, découverte et dessinée par E. Breton, avec une notice sur Herculanum.)

auteurs qui nous sont parvenus, jusqu'au XVe siècle, où Mengo Bianchelli la remit en faveur en Italie. Elle fut abandonnée en même temps que la médecine hippocratique, au fur et à mesure que la civilisation, les lumières s'éteignirent par suite des désastreuses invasions des peuples du Nord. D'autres circonstances aussi contribuèrent puissamment à la faire tomber dans un profond oubli.

Au commencement du christianisme, la théosophie des orientaux, se mêlant à la religion naissante, envahit toutes les écoles de médecine; elle infesta celles des Égyptiens, des Grecs, des Romains, des israëlites et des chrétiens. « L'interprétation allégorique des mots et même de l'Écriture sainte, dit Springel (*Histoire de la Médecine*), fut poussée si loin par les juifs, qu'on la regarda comme le dernier terme du savoir humain, comme l'essence de toutes les sciences, et comme le moyen de parvenir sans efforts, dans une oisive contemplation, à posséder une sagesse au-dessus de celle à laquelle les autres mortels peuvent parvenir; c'est ainsi que dans les premiers siècles de notre ère naquit la cabale, tissue des chimères de Zoroastre, du pythagorisme et des juifs, qui, par la suite, envahit, à la honte de l'esprit humain, le domaine entier de la science, et fut réunie à la médecine de la manière la plus intime. » Les faits acquis par l'observation d'une longue suite de siècles n'eurent plus de valeur, les écoles furent négligées; celle d'Alexandrie, si célèbre par l'enseignement de toutes les connaissances humaines, où sous Hérophile l'anatomie avait pris naissance, ne brilla plus que d'une faible lueur; la magie était devenue l'objet d'un culte exclusif; certains mots chaldéens, phéniciens, hébreux et persans pouvaient dompter les éléments et rendre la santé à tous les malades.

A ces erreurs s'en joignirent d'autres, qui prenaient leur source dans une piété peu réfléchie, et dont les résultats n'étaient pas moins déplorables. Durant le premier siècle du christianisme, on croyait généralement que les apôtres avaient reçu de leur maître le don de guérir toutes les maladies, soit par l'apposition des mains, soit par des onctions faites avec de saintes huiles, et l'on était persuadé qu'ils avaient transmis aux plus anciens de chaque communauté le pouvoir que le Christ leur avait accordé. Cette croyance allait jusqu'à leur attribuer la faculté de ressusciter les morts. Ces idées, qui s'étaient introduites dans les écoles, durèrent bien des siècles, et n'étaient point encore dissipées quand l'esprit se fut relevé de l'état de barbarie où l'avait maintenu le moyen âge.

On conçoit que le simple usage de l'eau ne pouvait entrer dans le traitement des maladies tant que durèrent ces pratiques superstitieuses ; un mémorable événement vint en ajourner pour longtemps encore la réhabilitation.

Au milieu du VIIe siècle apparut un génie puissant qui changea la religion, les mœurs, les habitudes sociales d'un grand nombre de peuples ; il leur défendit les liqueurs spiritueuses, et les obligea à ne faire usage que de l'eau pour boisson ordinaire. Considérant la propreté corporelle comme une nécessité pour la conservation de la santé sous le climat brûlant qu'ils habitaient, il leur prescrivit de fréquentes ablutions, et il en fit un précepte religieux, suivant en cela les lois du législateur des Hébreux et de la plupart des cultes orientaux, mais avec plus de rigueur, car il voulut que les ablutions précédassent toujours la prière, qui se faisait plusieurs fois dans la journée.

Ces lois de Mahomet étendirent considérablement l'usage hygiénique de l'eau ; mais elles n'eurent aucune influence sur son emploi dans la pratique médicale.

Lorsque, sous les califes, protecteurs des sciences, la médecine fut enseignée avec éclat, à Bagdad, Séville, Tolède, Saragosse, Murcie, Coimbre, les médecins arabes s'adonnèrent à la composition des remèdes compliqués, plus en rapport avec le goût, le luxe de leurs coreligionnaires et leur dédain pour les choses vulgaires. C'est d'eux que date, en Europe, l'abandon de la thérapeutique si simple de la médecine hippocratique, qui fait jouer à l'eau un rôle si important dans le traitement des maladies, et la création de la pharmacie, qui modifia profondément la pratique de la médecine, dont la thérapeutique ne consista plus que dans l'administration des drogues à pompeuses dénominations; on y associa l'astrologie judiciaire et l'uroscopie, dont la connaissance paraissait également indispensable aux médecins.

On ne doit donc pas s'étonner si les médecins arabes gardent le silence sur l'eau dans le traitement des maladies; il faut cependant en excepter Avicenne, qui la conseille dans les fièvres ardentes, les entorses, les autres maladies des articulations, les vieux ulcères et l'esquinancie; mais ses conseils à ce sujet étaient bien moins dictés par les résultats de sa pratique que par ce qu'en avait dit Gallien, dont il avait commenté les écrits.

Depuis Avicenne, c'est-à-dire depuis le commencement du xe siècle jusqu'à la moitié du xve, l'usage médical de l'eau tombe dans le plus profond oubli; mais à partir de cette époque, elle reparaît dans la thérapeutique. En 1436, Savonarola, professeur de médecine à Ferrare, en démontre l'action favorable sur les personnes faibles, les enfants, et la prescrit dans le flux cholérique, les hémorrhagies et les pertes abondantes chez les femmes. En 1440, Barzizi conseille les lotions froides après les bains tièdes, comme très-fortifiantes, et prescrit les douches ascendantes dans les affections de la matrice; en 1441, Mengo Bianchelli recommande l'eau froide dans les douleurs articulaires, et pour fortifier la constitution des enfants; en 1450, Barzoti fait ressortir les bons résultats des lotions froides après la sortie des bains chauds, comme l'avait fait, dix ans plus tôt, Barzizi; Bartholomeo Viotti préconise les douches à basse température: Gonther d'Andernach conseille l'eau froide en arrosement sur tout le corps pour dissiper la sécheresse de la peau, activer la sécrétion et favoriser le sommeil; en 1606, Mercurialis cite, entre autres effets salutaires de cet agent thérapeutique, les applications réfrigérantes sur la poitrine et sur la tête; en 1643, Herman Van Der Hyden, médecin belge, place l'eau froide au-dessus de tous les médicaments; il la préconise dans la congélation des membres, la migraine, la folie, et assure avoir guéri trois cent soixante personnes atteintes de dyssenterie avec l'eau froide prise en boisson; quelques faits tirés de la pratique de Diemerbroech viennent justifier les assertions d'Herman. A la fin du XVIIe siècle, l'emploi de l'eau froide dans les maladies se propage de plus en plus, surtout par les écrits de Jean Floyer, médecin anglais de grand mérite. Dans un ouvrage publié en 1697, il la recommande non-seulement dans les maladies aiguës, contre lesquelles elle avait été presque exclusivement mise en usage jusqu'alors, mais aussi dans les maladies chroniques; il la conseille dans l'angine, l'encéphalite, les affections des voies urinaires, le rachitisme. Les succès de l'eau froide furent confirmés par Baynart, Petcairn, Blair, Héquet, et surtout par Jean Hancock qui, mieux que ses devanciers, en précisa les applications; il se traita lui-même d'une maladie grave, aiguë, intéressant à la fois les voies de la respiration et le foie, en ne faisant usage que de l'eau prise en boisson, et n'employa pas d'autres moyens pour guérir plusieurs de ses enfants atteints de rougeole d'un mauvais caractère.

Peu d'années après, en 1712, Hoffman, le plus célèbre médecin de l'époque, publia sa fameuse dissertation *De aqua medicina universali*, dans laquelle il considère l'eau, sinon comme un remède universel, du moins comme le moyen de traitement qui s'applique le mieux au plus grand nombre des maladies. Il la conseille en boisson dans la fièvre ardente, dans la névrite, dans la goutte, dans les affections chroniques des viscères abdominaux; en 1729, il fait paraître un autre écrit : *De aquæ frigidæ potu salutari*, dans lequel il justifie, après vingt-et-un ans d'une pratique des plus étendues, tout ce qu'il avait avancé dans son premier ouvrage touchant les effets avantageux de l'eau dans beaucoup de maladies. Les écrits de ce médecin eurent la plus grande influence sur l'exercice de la médecine parmi ses contemporains; en Allemagne, les deux Harn, père et fils, contribuèrent beaucoup à étendre l'usage de l'eau froide; le premier la préconisait en bains, en ablutions, en boisson, mais concurremment avec d'autres remèdes excitants.

Son fils, Godefroi, qui fut le premier doyen du Collége de médecine de Breslau, l'employa d'une manière plus rationnelle, et en obtint des effets qui n'auraient jamais dû être oubliés. En 1737, la ville de Breslau fut ravagée par le tyhus; les traitements les plus variés furent successivement mis en pratique, mais la mort enlevait la plupart des malades, tandis que Harn guérit le plus grand nombre des siens en leur faisant continuellement ablutionner le corps avec de l'eau froide; lui-même, frappé de la maladie, fut traité par ce seul moyen et guéri[1]. En 1776 parut

[1] Epidemia Varna quæ Wratislaviam, anno 1737, afflixit, in *Acta Germanica*, vol. X, appendix.

l'ouvrage de Moneta sur l'eau froide. Jamais aucun médecin ne l'avait employée avec autant de hardiesse que l'auteur de cet écrit, et cependant ce qu'il en dit n'était que l'expression de faits que tous les praticiens pouvaient constater chaque jour ; on pourra en juger par le passage suivant, traduit de l'allemand par le docteur Scoutteten, et rapporté dans son excellent ouvrage sur l'*hydrothérapie*. « Moneta commença ses tentatives sur lui-même : il fut pris, par un temps très-froid, d'un rhume de cerveau et de poitrine, et au lieu de se tenir enfermé dans ses appartements, ainsi qu'il le faisait ordinairement dans cette occurrence, il sortit comme à l'ordinaire. Il remarqua que le rhume de cerveau le gênait à peine dès qu'il se trouvait à l'air libre, mais qu'aussitôt rentré dans les appartements bien chauffés, le mal de tête et le corizza reprenaient. Cependant ne pouvant pas rèster toute la journée dans la rue, il essaya d'appliquer le froid chez lui. « Je commençai, dit-il, par avaler quelques cuillerées d'eau froide, et ne m'en trouvant pas incommodé, j'en bus davantage ; je me mis à me laver la figure avec de l'eau froide, à en aspirer par le nez à plusieurs reprises, et à faire peu de feu dans mon appartement. Ce traitement me rétablit entièrement au bout de trois jours ; tandis qu'avec les tisanes et la décoction d'orge, une affection semblable me tenait ordinairement pendant plusieurs semaines enfermé chez moi. »

Lorsque Moneta publia son livre, ajoute M. Scoutteten, il y avait quatorze ans qu'il traitait ainsi toutes les maladies catarrhales, et il n'avait pas, dit-il, manqué une seule fois son but. Sa confiance était si profonde qu'il prescrivait ce traitement aux vieillards aussi bien qu'aux jeunes gens et même aux nourrissons. Quand le malade était gravement atteint, qu'il y avait fièvre, pneumonie commençante, Moneta faisait faire une saignée de plusieurs palettes, mais recommandait surtout le bain de pieds froid, qu'il regardait comme un remède excellent dans le catharre sérieux, dans l'angine avec ou sans gonflement des amygdales. Moneta ordonnait de marcher pendant quelques minutes nu-pieds dans la neige, et de les mettre immédiatement dans l'eau froide, après être resté dans sa chambre. Il faisait encore appliquer des fomentations à basse température sur le col, qu'on devait renouveler quand le linge était chaud. Les succès obtenus ainsi en Allemagne eurent un grand retentissement en Italie, où ce moyen de traitement, entre les mains d'ignorants et de personnes étrangères à la médecine, entre autres d'un capucin sicilien nommé le père Bernard, fut porté jusqu'à l'extravagance. Valisnieri, tout en reconnaissant les avantages de l'eau, s'éleva fortement contre l'abus qu'on en faisait, en même temps que Cerillo, partisan très-éclairé de cet agent thérapeutique, en ramenait l'emploi dans des limites qu'il n'aurait pas dû franchir.

L'eau froide compte peu de partisans parmi les médecins en France, à la fin du XVIIIe siècle. Les doctrines de Stal, de Cullen, de Brown, se partageaient le monde médical, c'est-à-dire que les médicaments évacuants ou excitants formaient la base de tous les traitements, parce qu'ils répondaient à l'humorisme des uns, et au système de l'incitation augmentée ou diminuée, qui constituaient toutes les maladies d'après les autres. Deux hommes toutefois s'écartèrent, sinon dans la théorie, du moins dans la pratique, des méthodes curatives généralement suivies alors, et préconisèrent l'eau dans un grand nombre de maladies : ce furent Pomme et Tissot, mais surtout le premier de ces deux médecins.

Dans toutes les affections nerveuses, celui-ci recourt à

l'eau froide, à l'exclusion de tous les médicaments. « Quelque invétérées que soient ces maladies, on en détruira la source lorsqu'on n'emploiera que des remèdes humectants, et, au contraire, on les rendra incurables lorsqu'on joindra à ces remèdes les stomachiques, les apéritifs, les purgatifs et les anti-spasmodiques, méthode très-familière à beaucoup de médecins, quoique des plus accrédités et des plus célèbres[1]. »

Dans un autre passage de son *Traité des affections vaporeuses*, après une description d'un accès d'hystérie, il ajoute: « Ces paroxysmes sont quelquefois si terribles que le médecin en est effrayé: les femmes s'emparent ordinairement de ces sortes de malades; le nombre que l'on en compte dans un appartement nous apprend déjà le nombre de remèdes que l'on va mettre en usage; les unes courent à l'eau de la reine de Hongrie, à l'eau des Carmes et au vinaigre, et, ne se contentant pas d'en faire sentir l'odeur, elles en font avaler plusieurs gouttes, de gré ou de force, au risque de leur casser les dents ou de leur luxer la mâchoire, toujours en convulsions; d'autres, non moins à craindre, abreuvent ces malades avec différents élixirs et certaines quintescences toujours nouvelles et toujours de mode; d'autres enfin se contentent d'appliquer des emplâtres sur le ventre, des ventouses, des vésicatoires aux épaules et aux jambes, et quelques autres remèdes que, par décence, je ne nomme pas, d'autant plus dangereux qu'ils agissent plus près des parties irritées.

« Si tous ces différents remèdes ne réussissent pas, on court au médecin; celui-ci, mieux instruit, rassure les assistants ainsi que le malade, en assurant que ce ne sont que des vapeurs. Pour se conduire cependant avec méthode

[1] *Traité des affections vaporeuses.*

il écrit sur-le-champ une ordonnance qui sera composée sans doute avec des eaux anti-hystériques, où l'on ajoutera la teinture de castor, quelques grains de camphre et quelques gouttes anodines de Sydenham. Ce remède, aussi détestable par son odeur que par sa force, est ordonné pour sauver la vie de cette pauvre victime qui la prend goutte à goutte; le paroxysme court cependant son période, et quand il cessera, on croira que le remède y a contribué. Si le malade revient de ce combat, c'est sans contredit par la raison que la source des esprits a été épuisée; le relâchement, suite ordinaire des spasmes, doit arriver à son tour; l'orage une fois passé, que reste-t-il à observer? une langue sèche, le gosier aride, une soif dévorante annonçant déjà les effets funestes de ces prétendus spécifiques; le ventre sera tendu et souvent soulevé, le flux menstruel supprimé, et peut-être sera-t-il regardé comme la cause du mal et non comme l'effet! Quelle erreur et quel désordre? On se reposera tranquillement pendant tout l'intervalle du période, pour recommencer de nouveau à son retour. Telles sont toutes les vicissitudes du mal et de la médecine. Comment remédiera-t-on à tant de méprises et à tant de maux? L'empirique répond qu'aux maux violents il faut de violents remèdes; bien loin d'adopter ce faux principe, je dis, au contraire, que plus le mal est violent, plus les remèdes doivent être doux. En pareil cas je fais donner des lavements froids avec de l'eau commune, et souvent à la glace; ce remède ne manque jamais de réussir. »

On peut voir par ce passage de Pomme le cas qu'il faisait de la polypharmacie, qui était alors tant en usage, et qui ne l'est que trop encore aujourd'hui. On trouve dans ses ouvrages sur les maladies nerveuses des observations du plus haut intérêt et d'une authenticité bien établie, à l'appui de ses opinions sur les avantages de l'eau froide, qu'il employait souvent extérieurement, avec la plus grande hardiesse, dans les affections spasmodiques. Pomme avait puisé en grande partie ses idées sur la nature des maladies dans les écrits d'Hofmann; comme lui, il en attribue la cause prochaine aux spasmes, à l'érétisme des nerfs; partant de cette manière de voir, il rejetait toutes les boissons alcooliques, tous les médicaments excitants; il faisait de l'eau froide *intus* et *extra*, et de l'eau de poulet, la base de sa thérapeuthique. Il concevait d'une manière conforme à la saine physiologie l'influence du physique sur le moral, recommandait la paix de l'âme, exigeait un exercice modéré, mais soutenu, et voulait qu'on ne perdît jamais de vue cet oracle de Celse, que le travail fortifie le corps, et que l'oisiveté l'énerve; aussi,fidèle à ce principe, il prescrivait souvent aux dames de qualité de cirer les planchers de leurs appartements. Il est certain que Pomme eut une pratique étendue et très-heureuse, surtout si on la compare à celle des autres praticiens de son temps.

Tissot fut aussi un grand partisan de l'eau froide; il la préconise dans les fièvres bilieuses et dans les maladies des nerfs; mais c'est principalement en bains et comme moyen hygiénique qu'il la conseille, surtout chez les enfants. « Ceux qui sont faibles sont ceux qui ont le plus besoin d'être livrés à l'eau froide; les très-robustes peuvent s'en passer, et l'on ne peut croire qu'après l'avoir vu souvent, combien cette méthode contribue à leur donner promptement des forces. Il faut les laver très-rigoureusement tous les jours, quelque temps qu'il fasse, et dans la belle saison les plonger dans des seaux d'eau, dans des bassins, dans des fontaines, dans des rivières, dans des lacs. L'enfance n'est pas la seule période de la vie dans laquelle les bains froids soient utiles : je les ai employés avec un succès marqué pour des personnes de tout âge, même pour des septuagénaires. Il y a deux espèces de maladies, plus fréquentes il est vrai à la ville qu'à la campagne, dans lesquelles ils réussisent très-bien; c'est dans la faiblesse des nerfs, et quand la transpiration se fait mal, qu'on craint l'air, qu'on est fluxionnaire, faible, languissant; le bain froid rétablit la transpiration, redonne de la force aux nerfs, et dissipe par là tous les dérangements que ces deux causes occasionnent dans l'économie animale; on doit les prendre avant dîner. Mais autant les bains froids sont utiles, autant l'usage habituel des bains chauds est pernicieux : il dispose à l'apoplexie, à l'hydropisie, aux vapeurs, à l'hypocondrie, et l'on voit les villes où l'emploi en est fréquent désolées par toutes ces maladies [1].»

Avec la fin du XVIIIe siècle, l'histoire médicale de l'eau froide entre dans une ère nouvelle. Jusqu'alors aucune explication rationnelle n'avait été donnée des effets de cet agent thérapeutique sur l'organisme malade; le plus grand nombre des médecins qui l'employaient s'étaient bornés, avec Hippocrate et Celse, à en constater l'action, sans chercher à se rendre compte de la manière dont elle se produisait; mais tous ne gardèrent pas ce silence; ceux-ci avec Galien et Avicenne attribuèrent son efficacité à sa mixtion avec le sang devenu trop excitant dans les maladies inflammatoires; ceux-là, avec Cirillo, ne lui firent jouer d'autre rôle que de précipiter, d'expulser les humeurs nuisibles; tandis que d'autres, avec Hofmann et Pomme, rapportèrent ses salutaires effets à l'assoupissement qu'elle détermine dans les fibres, dans les nerfs trop tendus, dans beaucoup d'affections; mais toutes ces théories sur les effets de l'eau dans les maladies ne peu-

[1] *Avis au peuple sur sa santé*, tom. II, p. 65.

vent plus être admises, du moins d'une manière absolue, depuis les progrès qu'à faits la physiologie, et surtout depuis les importants travaux publiés sur la production de la chaleur animale, qui démontrent la cause de l'innocuité et des avantages de l'eau froide dans les affections qui semblent le plus la repousser.

C'est en Angleterre que les premières démonstrations en ont été faites par un médecin du plus haut mérite, comme nous le verrons, après avoir jeté un coup d'œil rétrospectif sur les maladies chirurgicales.

L'eau froide, comme je l'ai dit, avait été presque entièrement abandonnée en médecine pendant tout le moyen âge et la renaissance. Les médicaments pharmaceutiques, inventés par les Arabes, et ceux sortis du creuset du fougueux Paracelse, faisaient, avec l'astrologie judiciaire et l'uroscopie, tous les frais du traitement des maladies internes; il en fut à peu près de même de celui employé dans les lésions extérieures. « Cependant, dit Percy, on vit dans le midi de la France et en Italie des hommes ne plus traiter les plaies, les ulcères, quelle qu'en fût la nature, qu'avec de l'huile et des feuilles de choux, et d'autres ne les panser qu'avec de l'eau. Il est vrai qu'ils recouraient aux enchantements pour mettre ces moyens hors de la portée de tout le monde; c'était ce qu'on appelait dans ce temps *panser du secret*. Il fallait une sorte d'initiation pour connaître et préparer le remède, et la plupart de ceux qui le donnaient et le recevaient étaient eux-mêmes dupes du prestige [1]. »

Le père de la chirurgie française, Ambroise Paré, ne se laissa pas tromper par ces jongleries. « *Je ne veux laisser à dire, qu'aucuns guarissent les playes auec eau pure, après*

[1] *Grand Dictionnaire des Sciences médicales*, art. eau.

auoir dit dessus certaines paroles, puis trempent en l'eau des linges en croix et les renouuellent souuent. Je dy que ce ne sont les paroles ny les croix, mais c'est l'eau qui nettoye la playe, et par sa froideur garde l'inflammation et la fluxion qui pourrait venir à la partie offensée, à cause de la douleur. Cette guarison se peut faire lorsque la playe est en une partie charneuse et en vn corps ieune et de bonne habitude et aux playes simples[1]. »

L'eau simple ou enchantée fut très-employée en chirurgie depuis les guerres des Français en Italie jusqu'à Van-Helmont, c'est-à-dire depuis la fin du XVe siècle jusqu'au milieu du XVIIe. Dans cet intervalle, elle avait été très-recommandée par Michel-Ange Blondi, et surtout par Gabriel Falloppe, qui, dans son *Traité posthume des plaies et ulcères*, la regarde comme *une source féconde de succès, que les chirurgiens amis de leur art et soigneux de leur réputation ne devaient pas abandonner à de vils charlatans.* L'eau froide fut encore vivement préconisée dans les lésions extérieures par Palazzo, par Laurent Joubert, dans son ouvrage sur les erreurs populaires (1578) et par François Martel, chirurgien ordinaire de Henri III et de Henri IV. Tous trois s'efforcèrent de démontrer l'absurdité de l'incantation, comme l'avaient fait Ambroise Paré et Fallope, ce qui prouve combien cette cérémonie était répandue. Elle se continua jusqu'à la fin du XVIIIe siècle, et il ne fallut rien moins que le doute philosophique qui s'empara des esprits à cette époque pour en faire justice.

Ce moyen de traitement dans les lésions chirurgicales se maintint en Italie, mais diminua beaucoup en France, à partir de la fin du XVIe siècle ; il fut en partie remplacé par les applications sympathiques de Van-Helmont, fondateur de la chimiatrie, et les inventions magnétiques de Gale-

[1] Œuvres complètes d'Ambroise Paré.

nius ; ces rêveries firent oublier les heureux effets de l'eau en chirurgie jusqu'en 1732, époque où Larmurier chercha à la réhabiliter dans une dissertation ayant pour titre : *De l'usage de l'eau commune en chirurgie*, lue à la Société des sciences de Montpellier.

La circonstance, dit Percy, semblait devoir favoriser ce louable dessein ; l'eau venait de guérir, sous la direction du docteur Chirac, le duc d'Orléans, qui, ayant reçu une blessure au métacarpe de l'une des mains, éprouva des accidents si graves, que les médecins et chirurgiens appelés en consultation délibérèrent si l'on ne ferait pas l'amputation. Ce prince dut la vie et la conservation de son bras aux applications, affusions et immersions d'eau, et nul autre remède ne put partager avec elle la gloire d'une cure si brillante. Cet événement, qui eut tout Paris pour témoin, et que les journaux firent connaître à l'Europe entière, concourut puissamment, avec les efforts de Larmurier, à donner de nouveau l'éveil aux gens de l'art sur l'injuste désuétude où ils avaient laissé tomber l'eau[1]. »

Saucassain fit imprimer à Venise, en 1735, un intéressant *Mémoire sur les vertus traumatiques et vulnéraires de l'eau ;* il y présente une série d'observations les plus concluantes, et n'hésite pas à dire qu'il était peu de blessures qu'avec des compresses imbibées d'eau, on ne vînt à bout de guérir plus promptement et plus heureusement que de toute autre manière. Cependant, malgré les efforts de cet auteur, de Marc-Antoine Aldani, professeur de Padoue, et de quelques autres chirurgiens célèbres de l'Allemagne pour faire reprendre l'usage de l'eau en chirurgie, elle tomba encore dans l'oubli pendant plus de trente ans, et n'en sortit que lorsqu'un événement rapporté par Percy,

[1] *Grand Dictionnaire de Médecine*, art. Eau.

vint lui rendre la réputation qu'elle avait eue autrefois parmi les remèdes employés dans les lésions chirurgicales.

Pendant les épreuves d'artillerie faites à Strasbourg, le 4 juin 1785, plusieurs artilleurs furent blessés à diverses parties du corps, conduits à l'hôpital, et pansés d'après la méthode alors en usage. La nouvelle de cet accident s'étant répandue dans le pays, un meunier alsacien alla trouver l'intendant de la province, et lui persuada si bien qu'il savait rendre l'eau ordinaire infaillible pour la guérison des blessures, que ce magistrat ordonna que les blessés lui fussent livrés pour être exclusivement pansés par lui. « Le bonhomme, dit Percy, se mit à laver les plaies avec de l'eau de rivière dans laquelle, marmottant entre ses dents quelques mots inintelligibles, et faisant divers signes, tantôt d'une main, tantôt de l'autre, il jetait une très-petite pincée de poudre blanche, que nous reconnûmes être de l'alun ordinaire. Après les avoir bien lavées et baignées, il les couvrait avec du linge et de la charpie qu'il trempait dans son eau, toujours en gesticulant et prononçant à voix basse des *paroles sacrées*. Six canonniers avaient eu les mains dilacérées par l'écouvillon ou par le bourroir, le feu ayant pris aux pièces avant qu'elles ne fussent rechargées, comme il arrive souvent lorsque la lumière est mal bouchée. Nous avions été incertains si nous ne désarticulerions pas ces mains. Cinq avaient été frappés aux bras par les éclats d'une pièce crevée à son premier coup, et les plaies étaient accompagnées d'une perte de substance et d'une contusion assez considérable. Pichegru, qui se trouvait parmi les blessés, plus heureux que ses camarades, n'avait perdu qu'une partie du pouce gauche.

« Dans la crainte que nous ne rompissions le charme, on nous écartait du pansement, et il ne nous fut permis d'y assister que le douzième, le vingtième et le trentième jour, afin de nous assurer de l'état des plaies, qui, ayant suivi une marche régulière, furent toutes cicatrisées en six semaines, sans avoir causé de grandes douleurs, et sans qu'on y eût appliqué autre chose que de l'eau préparée comme il a été dit, et toujours médiocrement froide. On ne les découvrait qu'une fois par jour, mais de trois en trois heures on avait soin de les arroser avec la même eau, que le meunier appelait son *eau bénite*, et qu'en effet il semblait composer de même avec du sel, des gestes et des paroles [1]. »

Ce fait si remarquable avait fixé l'attention de Percy sur les effets de l'eau froide dans le traitement des lésions extérieures, et principalement des blessures causées par des armes à feu. Il fit avec Lombart des recherches sur ce qui avait été écrit avant eux sur ce sujet, et ce dernier publia, en 1786, dans ses *Opuscules*, tome III, un long mémoire sur les *Propriétés de l'eau simple employée comme topique dans les maladies chirurgicales;* il la préconise dans les plaies, les contusions, les infiltrations, et à l'état de neige ou de glace pour la réduction des hernies étranglées.

A partir de cette époque, Percy modifia sa pratique chirurgicale dans le pansement des plaies. Après les avoir lavées, il les recouvrait simplement de compresses et de charpie mouillées, à moins que ce ne fût dans une saison rigoureuse et que les blessés ne dussent être évacués. Il rapporte des faits qui constatent les plus heureux résultats de cet emploi de l'eau simple en chirurgie; il la conseille à la suite de la réduction des luxations, et dans les entorses tibio-tarsiennes. Après en avoir bien longtemps observé les effets, ce grand praticien, l'une des gloires de notre

[1] Ouvrage déjà cité.

chirurgie militaire, s'écrie : « Sydenham assurait qu'il renoncerait à la médecine si on lui enlevait l'opium; pour moi, j'aurais abandonné la chirurgie des armées si l'on m'avait interdit l'usage de l'eau. »

Après cette déclaration de Percy, qui ne faisait que confirmer la manière de voir de Lombart sur ce traitement, on aurait pu croire qu'il allait se relever du long discrédit dans lequel il était injustement tombé; mais il n'en fut pas ainsi; il resta longtemps encore abandonné, sans qu'aucune raison fondée sur l'expérience pût justifier cet oubli.

Revenons maintenant à l'emploi médical de l'eau, tel qu'il était en Angleterre à la fin du XVIIIe siècle.

En 1777, le docteur William Wright, revenant d'Amérique, fut atteint, sur le bâtiment qui le transportait, d'une affection dont étaient déjà frappées plusieurs personnes de l'équipage. Pour combattre cette maladie, qu'à la description qu'il en fait on peut considérer comme la fièvre typhoïde, il fit usage, mais sans succès, des évacuants et des toniques, puis il eut recours aux ablutions d'eau froide, dont il retira de bons effets; il traita de la même manière un autre passager, qui guérit également.

En 1786, il publia ces faits, qui appelèrent l'attention sur ce traitement, que déjà Robert Jackson employait en Amérique, avec le plus grand avantage, contre la fièvre jaune.

Le professeur Grégory, d'Édimbourg, et les docteurs Mac-Lean, Brandreck et Gérard, en firent ensuite la base de leur traitement dans le typhus; mais ce n'étaient là que des faits isolés, empiriques, ne se rattachant à aucune doctrine médicale, quand Currie, l'un des meilleurs médecins qu'ait eus l'Angleterre, fit de l'eau froide un usage très-étendu dans toutes les maladies inflammatoires, en donnant de son action sur l'organisme une explication très-rationnelle, bien que l'on ne connût pas encore exactement comment se produit la chaleur animale. Il employa d'abord les ablutions froides sur treize femmes atteintes d'un typhus ataxique qui régnait épidémiquement à l'hôpital de Liverpool, et presque toutes guérirent. Il continua ce traitement, de 1787 à 1792, sur cent cinquante-trois malades, tant de l'hôpital dont il était médecin que de sa pratique particulière, et publia ces faits qu'Odier a rapportés dans son ouvrage sur les fièvres des prisons (Genève, 1801); ils démontraient de la manière la plus évidente l'efficacité des ablutions d'eau froide.

Ce n'était pas seulement dans la fièvre typhoïde que Currie mettait en pratique l'eau à basse température, il en faisait encore usage dans les autres fièvres, dans les maladies éruptives, la variole, la rougeole, la scarlatine, dans les affections convulsives, l'hystérie, l'hypocondrie, les maladies aiguës et chroniques des intestins et des organes parenchymateux.

Les affusions se faisaient pendant les paroxysmes, c'est-à-dire dans le moment où la peau est sèche et brûlante, et il recommandait de ne jamais les employer pendant la rémission. Les effets salutaires des affusions d'eau froide sur la peau, comme des immersions du corps dans ce liquide, Currie les explique par la soustraction du calorique animal en excès, qu'on observe en ces cas, ce qu'il démontre le thermomètre à la main, ainsi que l'impression produite sur tout le système nerveux prévenant le retour de la chaleur morbide et, par suite, de la fièvre.

Le premier, il prouve que l'eau froide, *intus et extra*, est d'autant mieux supportée et que son innocuité est d'autant plus certaine que la chaleur du corps est plus élevée; le premier aussi, il observe que son application maintenue quelque temps sur la peau, en laissant cette membrane graduellement s'échauffer, n'est pas sédative, mais produit, au contraire, un effet excitant et dérivatif. Ces observations, dont l'exactitude est aujourd'hui bien démontrée, furent la base de la pratique de Currie, et après bien des années, il déclara ce mode de traitement supérieur à tous ceux qui étaient en usage à la même époque. Un grand nombre de médecins, les plus éclairés de l'Angleterre, l'employèrent avec un égal succès, surtout à Londres, à Édimbourg, à Norwich et à Birmingham, et cette méthode curative fut également suivie dans l'Amérique du nord.

De l'Angleterre elle passa en Allemagne, où Franck, Reuss, Horn, Hirk, Widehind, Lehman, Frælinck, et surtout le célèbre Hufeland, contribuèrent à la propager. Elle n'eut pas moins de succès en Italie, où Giannini appliqua l'usage des immersions d'eau froide à la cure des fièvres intermittentes[1].

Mais il n'en fut pas de même en France; après Pomme et Tissot, l'eau froide n'y est plus employée d'une manière systématique dans les maladies internes. Le brownisme, qui repoussait une pareille méthode curative, tombait, il est vrai, dans notre pays comme en Angleterre, où il avait pris naissance, sous l'influence des résultats fâcheux de la pratique qu'il enseignait; mais cette pratique désastreuse se remplaçait par celle de l'auteur de la *Nosographie philosophique*, qui, malgré sa prétention de marcher sur les traces de la médecine d'Hippocrate, ne suivait en thérapeutique que les errements de Stall et de Brown lui-même qu'elle attaquait. Si dans les fièvres dites bilieuses, muqueuses, Pinel suivait les sages conseils de Tissot en ne

[1] Giannini. *Della natura delle febbri, et della miglior metoda di curarle. Milano,* 1805. Ouvrage traduit en français par Heurteloup.

donnant que des boissons délayantes, après toutefois les inévitables vomitifs, il n'en fut pas de même de ces fièvres adynamiques, ataxiques, dans lesquelles il prodigue les médicaments irritants. Les symptômes les plus prononcés d'une vive excitation de l'appareil encéphalique, qui caractérisent cette maladie, les traces les plus manifestes de l'inflammation des méninges, de la congestion du cerveau chez ceux qu'elle tue, ne l'arrêtent pas. « Aussitôt après avoir provoqué les vomissements, dit-il, il faut recourir à une médication tonique. On emploie à cet effet le vin, l'alcool, le camphre, l'éther, les huiles volatiles, l'ammoniaque, l'acétate d'ammoniaque, les acides minéraux alcoolisés, le punch, les végétaux aromatiques, la serpentaire de Virginie, la valériane, la camomille, et surtout le quinquina en décoction concentrée, seul ou acidulé avec l'acide sulfurique, des doses répétées de vin généreux[1] ». Qui aurait pensé à l'emploi médical de l'eau pendant les vingt années que cette thérapeutique a régné sans conteste par toute la France? En 1810, Bichat publie son *Anatomie générale;* avec cet immortel ouvrage commencent les études en anatomie pathologique, si négligées jusqu'alors chez nous. Broussais, deux ans après, fait paraître son *Traité des Phlegmasies chroniques*, et ensuite une pathologie qui, soutenue par la plus rare puissance de logique, vient renverser tous les systèmes qui, depuis bien des siècles, se partageaient le monde médical. Jamais révolution dans les sciences ne fut ni plus complète, ni surtout plus rapide que celle que fit en médecine le célèbre professeur du Val de Grâce, non-seulement en France, mais encore à l'étranger; partout elle exerça une profonde influence sur la pratique de la médecine. C'est que dans l'océan d'idées

[1] *Nosographie philosophique,* 5e édit., tom. I, p. 252.

qui s'entrechoquent sans cesse, émises dans nos nombreux systèmes, l'esprit incertain cherchait vainement aux maladies une cause que la raison et les connaissances récemment acquises par l'examen des organes après la mort ne repoussassent pas; Broussais la lui montra.

Profond physiologiste, il commença par prouver, ce qu'au reste Bichat et d'autres avaient indiqué avant lui, toutes les corrélations sympathiques qui existent entre les organes; mais, plus que tout autre, il prouva que les désordres fonctionnels qu'on observe dans les maladies et qui, dans leur ensemble, étaient considérés par Pinel et d'autres nosologistes comme la maladie même, devaient être toujours rapportés à la souffrance d'un organe ou d'un tissu organique; et cet organe, ce tissu organique, il le fit voir du doigt presque constamment, plus ou moins profondément altéré dans sa texture par l'inflammation, quand la mort en permettait l'examen immédiat. Broussais, sans doute, a été trop absolu dans ses idées en rapportant presque toutes les maladies aux solides, en doutant de l'altération primitive des liquides, si bien prouvée aujourd'hui par les recherches de MM. Andral et Gavarret, en repoussant surtout la spécificité de certaines inflammations, si bien démontrée par Laënnec et M. Bretonneau; mais en localisant un grand nombre de maladies qu'on considérait comme générales, en montrant l'extrême fréquence des lésions de l'estomac et des intestins; en prouvant que ces lésions sont dues à la phlegmasie; en démontrant les fâcheux effets des remèdes excitants employés jusqu'alors dans la plupart des affections, Broussais s'est placé au-dessus de tous les médecins qui l'ont précédé, et cette gloire, selon nous, lui restera.

Sa thérapeutique fut conforme à ses idées sur l'essence presque toujours identique des maladies, ne différant entre elles que par le siége, le degré, l'étendue, la durée de l'irritation, de l'inflammation qui les constituent; à l'unité de leur nature il opposa l'unité de traitement, consistant presque toujours dans les saignées locales, les boissons les plus simples, et les révulsifs; or, cette méthode curative, qui ne peut plus aujourd'hui être admise d'une manière aussi absolue qu'il le voulait, se rapproche, plus qu'on ne pourrait le croire, de l'hydrothérapie rationnelle, dont le but principal est de combattre les maladies par la boisson la plus simple, qui est l'eau, et la révulsion opérée, comme nous le verrons plus tard, avec bien plus de puissance et de méthode que celle obtenue par les topiques irritants, et sans en avoir les inconvénients; aussi ne doutons-nous pas qu'elle n'eût été approuvée par l'auteur de l'*Examen des Doctrines médicales*, si elle eût été connue de lui.

Après Pomme, l'eau froide n'a plus été employée d'une manière systématique en France. Récamier en faisait un fréquent usage en affusions dans les névroses, les névralgies et les maladies éruptives à marche irrégulière. Dupuytren s'en servait dans la chorée, et Guersent dans les affections cérébrales des enfants. En 1824, le docteur Tanchou publia une brochure dans laquelle il recommande la glace dans les péritonites; il assure que ce moyen lui a constamment réussi; il considère le froid comme l'agent thérapeutique le plus propre à combattre les maladies inflammatoires.

Ici s'arrête notre aperçu historique sur l'emploi médical de l'eau froide, avant qu'elle devînt la base d'une méthode curative applicable au plus grand nombre des maladies, même à celles qui semblaient le plus la contre-indiquer; nous allons nous en occuper, après avoir terminé ce qui nous reste à dire de son action dans les affections chirurgicales.

Qui aurait pensé, après les succès de l'eau froide obtenus par Lombart et Percy dans les lésions extérieures, que son emploi n'eût été assuré pour longtemps? Il n'en fut pas ainsi cependant; Boyer et Richerand, en France, Astley et Samuel Cooper, en Angleterre, n'en disent mot, et il faut remonter à 1824 pour voir cet agent sortir de l'oubli dans lequel il était encore une fois tombé. C'est dans cette année que Tanchou publia un travail important, dans lequel il explique les effets de l'eau froide sur l'organisme, sa double action sédative d'abord, tonique ensuite par la réaction qui s'en suit, et donne d'excellents conseils sur la manière de l'employer. Il rapporte, à l'appui de ce qu'il avance sur son efficacité dans les lésions chirurgicales, des observations d'écrasement de doigts, uniquement et promptement guéri par ce moyen. Après Tanchou, Breschet fit usage, à l'Hôtel-Dieu de Paris, des arrosements d'eau froide dans le traitement des fractures compliquées; en 1840, le docteur Rognetta fit insérer dans le *Bulletin général de Thérapeutique*, tom. VI, p. 212, un mémoire dans lequel il conseille ce liquide en irrigations continues comme un excellent remède pour faire avorter le panaris; la même année, le docteur Christophe publia, dans le journal des *Connaissances médico-chirurgicales*, tom. III, plusieurs observations de plaies avec déchirement, de fractures compliquées, d'amputation, où les accidents inflammatoires avaient été arrêtés par les mêmes moyens, dont il règle l'emploi, et qu'il considère comme bien plus efficaces que la saignée et les émollients, généralement mis en pratique dans ces cas. L'année suivante, Bérard jeune, revendiquant la priorité des irrigations d'eau froide, dont Breschet faisait usage à l'Hôtel-Dieu, se loue beaucoup de leur emploi, dans un mémoire publié dans les *Archives générales de médecine*, 2me série tom. VII, 1851. Il les regarde comme antiphlogistiques dans le traitement des maladies chirurgicales, et infaillibles pour prévenir et combattre l'inflammation dans tous les accidents survenus par suite de violence extérieure, dont on a souvent à craindre les conséquences les plus fâcheuses.

Mais le travail le plus important de cette époque sur l'eau en chirurgie est, sans contredit, celui que publia M. Josse fils dans ses *Mélanges de Chirurgie pratique;* il lui consacre un long mémoire dans lequel il en démontre l'efficacité dans la brûlure, le panaris grave, le phlegmon, l'érésipèle et les fractures comminutives ; il en rapporte un assez grand nombre d'observations, du plus haut intérêt, puisées dans la pratique de son père, chirurgien à l'Hôtel-Dieu d'Amiens. Tous ces écrits, qui ne faisaient en quelque sorte que confirmer ce que Lombart et Percy avaient avancé sur l'usage chirurgical de l'eau, attirèrent l'attention des praticiens sur ce traitement. On vit successivement MM. Jobert, Blandin, Chassaignac, Alquier, Cloquet, l'employer dans l'inflammation, et dans des lésions extérieures diverses. M. Jobert, après de longs essais comparatifs faits à l'hôpital Saint-Louis, déclare que, de tous les traitements, l'eau froide est celui dont il a obtenu les meilleurs résultats pour les brûlures [1]. Dans un mémoire lu à l'Académie des sciences, et dont l'*Union médicale* a rendu compte (*numéro de septembre* 1847), le docteur Chassaignac décrit ainsi les effets qu'il a obtenus de l'eau froide dans l'opthalmie purulente. « L'action des irrigations, longtemps continuée sur la surface des paupières et sur le globe de l'œil, est telle, que, dans un service où l'on avait à déplorer journellement la cécité d'un ou plusieurs enfants,

[1] *Gazette des Hôpitaux,* 1848.

par suite du ramollissement de la cornée, ramollissement qui est quelquefois complet au bout de quelques heures, il n'y a pas eu depuis l'établissement des irrigations un seul exemple de cet accident funeste. »

Ce procédé a été aussi mis en usage à l'hôpital des Enfants trouvés, et depuis l'on n'a pas vu d'altération de la cornée due à l'ophthalmie purulente.

Cependant les irrigations continues d'eau froide ont trouvé des détracteurs parmi nos chirurgiens les plus distingués, entre autres Sanson. Sans les blâmer rigoureusement, MM. Velpeau et Nelaton ne les approuvent que dans des cas exceptionnels. Dans sa thèse de concours (*De l'irrigation dans les maladies chirurgicales*) M. Malgaigne se prononce fortement contre ce moyen de traitement. Nous ne reproduirons pas ici toutes les objections que fait valoir ce praticien contre l'eau froide ainsi employée dans les cas de chirurgie : elles ont été réfutées par M. le docteur Fleury dans son *Traité d'hydrothérapie;* nous dirons seulement que lors même qu'elles seraient plus sérieuses, elles ne pourraient amoindrir l'importance des faits rapportés par Lombart, Percy, Larrey, Treille, Theden, Tanchou, Breschet, Josse, Pasquier, Bérard jeune, Jobert, Blandin, Baudins, Alquier et Cloquet; seulement il faut reconnaître qu'il en est de l'eau froide en chirurgie comme en médecine : que son usage doit avoir lieu d'une manière rationnelle, qu'il doit être intermittent dans certains cas pour ne point empêcher une réaction favorable de s'établir lorsqu'elle est nécessaire, et continu dans d'autres, lorsqu'il importe de l'éviter. C'est à la non-observation de ces règles de pratique que l'on doit, selon nous, les résultats différents que l'on a quelquefois observés de l'action du traitement dont il s'agit.

Toutes choses bien considérées, nous pensons que l'eau à basse température est le meilleur modificateur que l'on puisse employer dans les brûlures et dans l'entorse, ainsi que dans toutes les lésions traumatiques graves, pour prévenir et combattre les accidents inflammatoires auxquels elles donnent lieu si fréquemment.

D'après ce que nous en avons dit jusqu'à présent, on voit que cet agent thérapeutique remonte à la plus haute antiquité ; qu'il a été préconisé par Hippocrate, et que plus de cinq cents ans après ce grand homme, il était encore employé dans beaucoup de maladies; mais que dans les premiers siècles de notre ère, l'amour du merveilleux et les pratiques superstitieuses de l'Orient l'avaient fait abandonner à cause sans doute de sa simplicité, abandon qui s'est prolongé pendant tout le temps qu'a duré l'influence des écoles arabes ; qu'il faut remonter au xve siècle pour voir l'usage médical de l'eau froide sortir du discrédit dans lequel il était depuis longtemps; qu'à cette époque son culte revint avec celui de la médecine hippocratique en Italie, en Allemagne, et ensuite en Angleterre, où pour la première fois ses effets sur l'économie furent physiologiquement expliqués; que ses succès ne l'empêchèrent pas cependant de tomber de nouveau dans un inconcevable oubli, jusqu'en ces derniers temps, où l'hydrothérapie prit une extension tout à fait inconnue des temps passés.

Quelque étendu qu'ait été l'emploi de l'eau en médecine dans les mains de praticiens éclairés comme Pomme, Percy, et surtout Currie, encore était-il restreint à un certain nombre d'affections; jamais il n'était venu à l'idée d'aucun d'eux de l'appliquer au traitement de la généralité des maladies; mais ce que nul médecin n'avait osé faire, un homme complétement étranger aux sciences médicales, un esprit presque inculte, mais doué d'une sagacité rare, d'un talent d'observation tout à fait extraordinaire, l'entreprit, et de lui date une ère nouvelle dans l'histoire de l'hydrothérapie.

Cet homme est Vincent Priessnitz, fils d'un cultivateur de Graeffenberg, village de la Silésie autrichienne. Il ne reçut qu'une éducation très-bornée, et ne s'occupa d'abord qu'à faire valoir quelques terres, faible héritage que lui avaient laissé ses pères. Jeune encore, le hasard le mit en relation avec un pâtre nomade qui employait l'eau froide dans les entorses, les contusions, en ajoutant à son application des paroles mystiques, précisément comme le faisaient des charlatans du xve siècle, et comme depuis on le vit faire par le meunier dont parle Percy à l'occasion de l'accident arrivé aux artilleurs de Strasbourg. Priessnitz ne fut pas plus dupe de cette jonglerie que notre grand chirurgien militaire. Comme lui il essaya l'eau froide contre les lésions extérieures chez les personnes de son village, en étendit l'usage aux animaux, et bientôt il eut occasion de l'employer pour lui-même.

Un jour, il fut renversé par un cheval; cet accident lui occasionna de fortes contusions sur différentes parties du corps et lui fractura plusieurs côtes. « On le ramena chez lui privé de connaissance, dit le docteur Bigel; un chirurgien de Freywaldau déclara qu'il pourrait guérir, mais qu'il ne serait plus propre à aucun travail.

Ce pronostic blessa Priessnitz, qui résolut de se traiter lui-même, et voici comment il s'y prit: son premier soin fut de remettre ses deux côtes, ce à quoi il réussit en appliquant fortement le bas-ventre contre l'angle d'une chaise de bois et retenant sa respiration de manière à enfler la cage de la poitrine. Cette opération douloureuse eut tout le succès qu'il en attendait. Ses côtes ainsi replacées dans leur état naturel, il fit appliquer des serviettes mouillées sur les parties souffrantes, but beaucoup d'eau, mangea peu, et se tint dans un repos absolu. Dix jours après, il était en état de sortir, et au bout d'un an il put reprendre son travail.

Ce fait, en même temps qu'il accrut sa confiance dans l'emploi de l'eau froide, eut du retentissement dans la localité. On vint de tous côtés le consulter, et les succès qu'il obtint l'enhardissant, il étendit de plus en plus l'usage d'un remède dont il avait eu tant à se louer. Il s'associa à l'un de ses parents, et alla parcourir le pays, où déjà sa réputation le devançait, donnant des avis, combattant par des ablutions d'eau froide, faites avec de grosses éponges et des frictions, les maux pour lesquels les paysans s'adressaient à lui, soit pour eux, soit pour leurs bestiaux, car il soignait les uns et les autres par les mêmes moyens.

Après deux ou trois ans au plus de cette pratique exclusive par l'eau simple, Priessnitz y ajouta la sudation. Comment était-il arrivé à comprendre que ce moyen devait accroître les heureux effets de son traitement; comment plutôt était-il parvenu à ne pas le craindre, d'après l'opinion généralement répandue des fâcheux résultats que peut produire la brusque suppression de la sueur par l'action du froid? C'est ce qu'on ne dit pas. Il est probable que les bains russes lui étaient connus ; d'ailleurs une circonstance qu'on rapporte pouvait, même pour un esprit moins observateur que le sien, démontrer l'innocuité de cette pratique, quand elle s'opère d'une manière convenable. Un Russe, auquel il avait prescrit un bain froid, y alla en sortant du lit, et étant en grande transpiration, sans qu'il en résultât le moindre inconvénient; Priessnitz, témoin du fait, jugea qu'il pouvait tirer de grands avantages de cette brusque transition de température du corps ; il l'expérimenta sur d'autres malades, et certain qu'il n'offrait aucun danger, il en fit la base de son traitement. Il provoqua la sudation, non par l'emploi de médicaments, mais en emmaillotant les malades, tantôt avec des couvertures de laine, tantôt avec un drap mouillé, invention qui lui appartient exclusivement, et en leur faisant boire de l'eau froide. Ce dernier procédé, qui était connu de temps immémorial chez les peuples slaves, dont la population de Graeffenberg fait partie, est assez semblable à celui que les anciens Égyptiens employaient, d'après Prosper Alpin, et qui de siècle en siècle s'est perpétué jusqu'à nous; car le docteur Pugnet, qui fit la campagne d'Égypte, rapporte dans ses mémoires *sur les fièvres de mauvais caractères du Levant* que « la pratique générale dans les fièvres continues et rémittentes, est de s'y couvrir excessivement pour déterminer une sueur copieuse, et pour favoriser davantage cette évacuation, on fait boire aux malades une grande quantité d'eau froide et de suc de pastèques. »

Après avoir provoqué la sueur par l'emmaillotement, et administré l'eau froide en boisson, Priessnitz soumettait le corps immédiatement aux frictions avec le drap mouillé, aux ablutions ou au bain à basse température, et aux douches; puis successivement il ajouta les applications de compresses trempées dans l'eau sur les parties souffrantes ou les avoisinants, ainsi que les bains de siége, et les bains de pieds froids. Il variait beaucoup et avec discernement la température et la durée, selon l'impressionnabilité des malades et l'effet calmant ou excitant qu'il voulait obtenir.

Sans doute ces diverses applications de l'eau sur la peau n'avaient pas été inventées par Priessnitz; si l'on en excepte celle du drap mouillé, bien d'autres, comme nous l'avons vu, en avaient fait usage avant lui, mais toujours d'une manière isolée, et non avec cet ensemble, cette persévérance qui dans ses mains en ont fait une curation nouvelle, qu'il a étendue à presque toutes les affections soit aiguës, soit chroniques; tandis qu'auparavant ces dernières n'avaient presque jamais été l'objet d'une pareille thérapeutique.

Priessnitz ne s'est pas borné à combattre les maladies par la sudation et l'eau froide. Il y a joint, comme indispensable aux bons résultats de sa méthode, l'exercice musculaire, et c'est en cela surtout qu'il s'est montré grand observateur; car ses opinions humorales sur la nature et le siége des maladies ne pouvaient le porter à apprécier les avantages de cette règle de l'hygiène; enfin il faut ajouter qu'il adopta un régime alimentaire convenable, dont il bannit d'une manière rigoureuse toutes les boissons fermentées.

Uniquement guidé par son rare esprit d'observation, Priessnitz était donc arrivé à créer un traitement très-complexe, dont les bons effets étaient journellement constatés; aussi le nombre de ses malades augmentait-il constamment. La première année, en 1830, il en reçut 54 dans son établissement; en 1831, 64; en 1832, 118; en 1833, 256; en 1834, 342; en 1835, 469; en 1836, 1,116; et le nombre n'a cessé de s'accroître jusqu'à sa mort arrivée en 1848. Certes il fallait que les bons résultats de sa méthode fussent bien avérés, pour voir ainsi affluer de toutes parts les malades à son établissement. Il en vint d'Amérique et d'Asie, réclamer de lui un remède à des maux qui avaient résisté à tous les traitements jusqu'alors en usage.

Tant de succès ne pouvaient manquer d'exciter l'étonnement et l'envie. Les uns, qui ne pouvaient croire qu'avec de l'eau seulement on pût opérer de si belles cures, crièrent au miracle; les autres, plus éclairés peut-être, mais ne voyant point tout ce que ces procédés thérapeutiques, dans leur ensemble, avaient d'énergie, crurent longtemps que les éponges, dont Priessnitz se servait pour les ablutions, renfermaient des substances médicamenteuses, et l'accusèrent d'imposture; une plainte fut portée contre lui comme exerçant illégalement la médecine. Mais il était trop tard; de hauts personnages, qui avaient été guéris par lui, le prirent sous leur protection; le gouvernement nomma une commission que présida le baron de Turkheim, pour lui faire un rapport sur ce traitement: et, après un examen sérieux, il autorisa Priessnitz à le continuer, à la condition qu'il n'emploierait aucun médicament.

Priessnitz acquit en peu d'années une très-grande fortune. La reconnaissance des malades ne lui fit pas défaut; ils lui firent élever, par souscription, un monument en fonte représentant un lion, placé sur la principale promenade de l'établissement; un de ses nombreux clients fit ériger, en l'honneur du fondateur de l'*Hydrothérapie*, une fontaine en forme d'obélisque dédié au génie de l'eau.

La pathologie de Priessnitz fut essentiellement vicieuse: il rapportait toutes les maladies aux vices des humeurs; aussi regarda-t-il longtemps la sudation comme son principal moyen de traitement; l'abus qu'il en fit eut souvent des conséquences fâcheuses; malgré son habileté, il ne sut pas toujours distinguer les affections qui réclamaient cette médication de celles qui la contre-indiquaient. Il éprouva des revers qui le rendirent souvent incertain sur la conduite qu'il devait suivre. Cette réserve, que n'éclairait pas la science, lui fit quelquefois repousser de chez lui des malades qui allèrent se faire traiter et se guérir par la même méthode dans un établissement voisin dirigé par un médecin; mais, malgré ces fautes, on n'en doit pas moins considérer Priessnitz comme un homme de très-grand mérite, qui a rendu un immense service à l'humanité, en créant un traitement nouveau dont trente années d'expérience ont démontré l'efficacité. C'est au reste une justice que lui ont rendue tous les médecins qui, sans idées préconçues, sont allés étudier à Graeffenberg sa méthode curative, bien qu'ils n'aient pas eu à se louer de leurs rapports avec lui[1]; aussi beaucoup n'ont-ils pas craint d'élever à grands frais, dans toutes les parties de l'Europe, des établissements consacrés à ce genre de traiment, preuve sans réplique qne l'observation leur en avait démontré les bons effets.

[1] Parmi eux il faut surtout citer M. le professeur Scoutteten, qui alla à Graeffenberg par ordre du gouvernement, et M. Schedel, lauréat des hôpitaux de Paris; chacun d'eux a publié un ouvrage très-remarquable par l'impartialité et le talent avec lesquels ils ont jugé Priessnitz et sa méthode.

II

PARTIE PHYSIOLOGIQUE.

Explications physiologiques des effets de l'hydrothérapie.

L'hydrothérapie, telle qu'elle a été établie par Priessnitz, se compose de quatre parties distinctes, qui sont employées le plus souvent simultanément pour concourir au même but, mais qui peuvent l'être aussi d'une manière isolée, comme cela a lieu souvent dans les maladies aiguës : c'est 1° l'usage extérieur du calorique ; 2° celui de l'eau froide, *intus et extrà;* 3° l'exercice musculaire; 4° le régime. Le calorique et l'eau à basse température forment la partie essentielle du traitement ; l'exercice musculaire et le régime n'en sont que de puissants auxiliaires. On produit, à volonté, par cette méthode, trois effets différents : la sudation, la sédation, et l'excitation locale ou générale du corps, ce qui forme trois médications principales auxquelles s'en rattachent d'autres. A la sudation, se rapporte l'élimination des matières morbifiques, ou la dépuration des fluides ; à la sédation, des effets antiphlogistiques; et à l'excitation, la révulsion transpositive, et, d'une manière indirecte, la reconstitution du sang altéré par les changements survenus dans les proportions des éléments organiques qui le constituent.

De la sudation produite par l'emploi extérieur du calorique.

La méthode curative de Priessnitz rejette tous les médicaments dits sudorifiques, dont le moindre inconvénient est d'être inefficaces; il n'en est pas un qui pût faire couler une seule goutte de sueur s'il n'avait l'eau chaude ou des liquides spiritueux pour excipient; ils sont tous, par eux-mêmes, sans action diaphorétique; tandis que seuls, ces liquides peuvent provoquer d'abondantes sueurs; la méthode hydrothérapique les rejette aussi, parce que leur usage prolongé ne peut avoir lieu sans de graves inconvénients. Les moyens que l'hydriathrie emploie pour provoquer les sueurs sont : l'emmaillottement du corps, fait de manière à concentrer à sa surface le calorique qui en rayonne, l'étuve sèche, et l'étuve humide. L'un de ces moyens seulement est mis en usage dans la plupart des établissements, à l'exclusion des autres; pour nous, nous les employons tous, parce que chacun présente des avantages particuliers que les autres n'ont pas; nous en parlerons plus tard. La concentration du calorique sur la peau, obtenue par ces procédés, produit deux effets : l'afflux du sang dans les capillaires cutanés, ce qu'annonce la rougeur; puis la sueur qui en est la conséquence: or, à cette exhalation de la partie séreuse du sang se rattache toute une doctrine que celle de l'irritation de Brown et de Broussais avait renversée, mais à laquelle il faut revenir jusqu'à un certain point, à moins de méconnaître la valeur des faits les plus irrécusables. « On a sans doute, dit Bichat, exagéré la médecine humorale; mais elle a des fondements réels, et, dans une foule de cas, on ne peut disconvenir que tout doit se rapporter aux vices des humeurs[1]. » Cette opinion est celle de MM. Trousseau

[1] *Anatomie générale*, tome 1, Considérations préliminaires.

et Pidoux : « C'est surtout, disent-ils, dans les maladies chroniques constitutionnelles que l'emploi des sudorifiques est indiqué : la syphilis, le rhumatisme, la goutte atonique, la scrofule, la cachexie mercurielle, la diarrhée purulente réclament l'emploi de ces moyens. En favorisant la tendance vers la peau, les sudorifiques présentent à chaque instant le sang et les produits morbides qu'il contient au plus vaste émonctoire de l'économie, et chaque jour, à chaque instant, un peu de la cause morbifique est éliminée[1]. » Berzélius considère la transpiration comme un moyen dont l'organisme se sert pour se débarrasser de combinaisons volatiles qui échappent à nos moyens d'investigation. Ces combinaisons, retenues dans le corps par une cause quelconque, peuvent y occasionner de grands désordres, en agissant à la manière des principes délétères des maladies contagieuses qui déterminent les plus grands troubles dans l'économie, quoiqu'ils n'y pénètrent qu'en quantité inappréciable.

On ne peut révoquer en doute que la sueur ne soit quelquefois mélangée avec des humeurs qui n'entrent pas dans sa composition, telles que du sang, de la bile, de la graisse; Haller assure que cette dernière substance peut traverser les pores de la peau. Tew, Lœwenbrok, Boerhave ont vérifié le fait, et M. Scoutteten, dans son ouvrage sur l'hydrothérapie, rapporte une observation qui le constate Il est certain que la matière de la sueur, s'épaississant sur la peau, y dépose souvent un résidu irritant, de petits cristaux, de véritables concrétions que Vauquelin et Fourcroy ont reconnues pour être composées de phosphate de chaux. On sait que la sueur tache parfois le linge de différentes couleurs, de bleu, vert, noir, jaune; enfin

[1] *Traité de thérapeutique.*

les médecins de tous les temps ont observé qu'une abondante sueur était souvent suivie de changements favorables dans la marche des maladies, ce qui les portait à croire qu'elle entraînait avec elle la cause qui les avait déterminées; aussi considéraient-ils cette évacuation comme critique. On peut donc raisonnablement admettre que la sudation, provoquée par les procédés hydrothérapiques, est une médication rationnelle, et peut souvent être suivie d'heureux effets.

DES CRISES.

Indépendamment de l'avantage qui peut résulter de la dépuration qui s'opère par la voie des sueurs, il en est un autre, non moins important aux yeux de quelques médecins qui s'occupent de la méthode hydriatrique : ce sont les éruptions cutanées qui surviennent dans le courant du traitement sous forme de pustules, de vésicules, de plaques exanthémateuses, de furoncles et même parfois de petits flegmons, avec gangrène circonscrite du tissu cellulaire sous-jacent; mais, à ce sujet, il y a dissidence complète sur la nature et la valeur de ces phénomènes morbides, que les uns considèrent, avec Priessnitz et MM. Scoutteten et Baldou, comme de véritables crises; tandis que les autres, avec MM. Fleury et Schedel, ne les regardent que comme le produit de l'irritation de la peau, due aux frictions auxquelles elle est journellement soumise.

Nous croyons devoir nous arrêter un instant sur cette question, dont la solution n'est pas sans intérêt, en faisant valoir les considérations qui militent pour ou contre cette manière d'apprécier la véritable cause de ces éruptions.

L'inflammation forme, à elle seule, l'essence du plus grand nombre des maladies. Parmi les causes qui la déterminent, il en est peu qui puissent être rapportées à un agent délétère dont l'expulsion soit indispensable au rétablissement de la santé. Le passage brusque dans des milieux de températures différentes, opéré dans de certaines conditions, occasionne, chez un individu bien portant, une bronchite, une pleurite, un coryza, une arthrite, etc.; des excès de table, l'usage abusif des liqueurs alcooliques, l'ingestion de substances irritantes, vénéneuses, provoquent l'inflammation d'une partie du tube intestinal; le séjour plus ou moins prolongé dans une atmosphère froide, humide, donne naissance à une névralgie de la face, de la cuisse, des intestins ou de tout autre organe, car tous peuvent en être le siége; certes, il ne peut venir dans l'esprit d'aucun médecin de faire jouer un rôle quelconque au vice des humeurs dans le développement de ces maladies, et de considérer comme critiques les éruptions qui surviennent dans ce cas, pendant le traitement hydrothérapique. Une inflammation un peu grave influence toujours plus ou moins le sang, mais sans changer sa nature, sans y introduire de corps étrangers à sa composition; les phénomènes qui se font observer dans les maladies qu'elle occasionne, telles que les sueurs, la diarrhée, des urines sédimenteuses, des hémorrhagies, ne peuvent non plus être dans ce cas considérées comme critiques; on ne peut voir, dans ces évacuations, l'élimination d'un agent délétère, puisque l'affection reconnaît une autre cause.

Une vive frayeur donne lieu à une chorée, à des attaques d'hystérie, ou de toute autre névrose; quel rapport y aura-t-il encore, dans ces circonstances, entre la cause et l'effet, en admettant que quelque exanthème apparaisse pendant le traitement qui nous occupe? L'ordre des maladies que nous venons de citer tient déjà une assez grande place dans le cadre nosologique; mais cette place s'agrandit considérablement, si on y ajoute toutes celles dues à l'altération des tissus, suite évidente de l'inflammation, et qui se caractérise par l'hypertrophie, l'atrophie, le ramollissement, l'induration, l'ulcération, sans compter les épanchements dans les cavités séreuses ; or, les procédés hydrothérapiques de Priessnitz, employés rigoureusement contre ces affections, c'est-à-dire par des sueurs forcées, par des frictions énergiques, prolongées, répétées journellement, détermineront souvent, avec le temps, des éruptions sur l'enveloppe tégumentaire, exactement semblables à celles qu'on observe dans d'autres maladies, dont la nature se prêtera davantage aux doctrines humorales, et qui seront traitées de la même manière. Dès lors, sur quoi se fondera-t-on pour établir que les éruptions cutanées qui apparaissent pendant le traitement doivent être considérées comme des efforts que fait la nature pour se débarrasser d'un principe étranger à l'économie? Les éruptions ne sont nullement nécessaires à la guérison; leur apparition précède, il est vrai, quelquefois l'amélioration, la cessation des maladies; mais d'autres fois, elles n'exercent aucune influence, ou elles donnent lieu à des accidents plus ou moins graves; il est même arrivé que des personnes bien portantes, qui avaient voulu suivre le traitement, en ont souffert, comme l'a observé M. Schedel à Graefenberg. Les éruptions se montrent plus particulièrement sur les parties qui ont été longtemps recouvertes de compresses mouillées; n'est-ce pas une preuve qu'elles se sont développées sous l'influence de la chaleur humide que les linges y ont entretenue, et qu'elles n'ont rien de critique? Ne sait-on pas qu'il suffit de maintenir pendant longtemps des cataplasmes de farine de graine de lin sur la peau pour y faire développer des pustules purulentes? C'est même, dans certains cas, un excellent moyen pour établir une légère et favorable révulsion. Il résulte de toutes ces considérations, qu'il faut rapporter les éruptions cutanées, sous quelque forme qu'elles se présentent, à l'excitation de la peau par l'eau froide, les bains, les douches, mais surtout à l'irritation produite par les frictions fréquentes, rudes, prolongées, et non aux efforts de l'organisme pour se débarrasser d'un agent morbifique quelconque. Mais, à ces raisons, on peut en opposer d'autres en faveur de l'opinion des crises produites par l'hydrothérapie. Ainsi, on peut dire qu'on ne saurait révoquer en doute que l'économie possède une force qui tend à maintenir, entre les organes, l'équilibre d'où résulte la santé, et à le rétablir quand une cause accidentelle vient à le rompre, en éliminant du corps un agent délétère introduit par la voie des intestins, des reins, et surtout de la peau, tous organes éminemment dépurateurs ;

Que les maladies éruptives démontrent cette vérité de la manière la plus évidente; que la variole, par exemple, ne peut être considérée comme une simple inflammation de la peau; qu'il est certain qu'elle est due à une matière morbigène appréciable à la vue, mais surtout par ses effets particuliers, et dont l'élimination est rigoureusement nécessaire au rétablissement de la santé ;

Que les éruptions qui se déclarent pendant le traitement hydrothérapique apparaissent de prime-abord dans le tissu cellulaire, et n'arrivent que plus tard à la surface externe du derme ; tandis que celles produites par une excitation intérieure se développent d'abord à la face externe de la peau pour gagner ensuite graduellement le tissu cellulaire sous-jacent ;

Que très-souvent du malaise, le trouble des fonctions de l'estomac, la fièvre précèdent l'apparition des éruptions dues au traitement hydrothérapique ; tandis que ces phénomènes morbides ne sont que les conséquences de celles produites par des causes externes ;

Que le pus que fournissent les furoncles des goutteux est très-souvent mêlé de matières calcaires en plus ou moins grande abondance; enfin, que les faits les mieux observés démontrent l'heureuse influence de ces éruptions sur la marche des maladies, sans qu'on puisse l'expliquer par toute autre cause que l'expulsion d'un principe morbifique.

Au nombre de ces faits, il en est deux, rapportés par M. Scoutteten, qui ne laissent rien à désirer sous le rapport de l'authenticité, et qui nous paraissent avoir une grande valeur dans la question qui nous occupe. Nous allons donner un résumé des observations dans lesquelles ils sont consignés.

Le prince de L... s'était toujours bien porté, quand, à l'âge de trente-quatre ans, il reçut un coup de feu à la cuisse gauche; la blessure était profonde et les tissus faisaient saillie hors de la blessure. Le fémur n'avait point été atteint, mais il était à nu; la perte de sang fut considérable. Les pansements se bornèrent à rapprocher les bords de la division de la plaie, et, après deux mois, la cicatrisation était opérée; cependant tout le membre resta gonflé, douloureux, surtout à la partie inférieure de la cuisse et du pied. Peu à peu, le gonflement gagna toute la jambe, qui était dure, froide, et tout à fait insensible au toucher; les changements de temps déterminaient de très-vives douleurs; le malade était forcé de garder le lit presque constamment, et ne pouvait marcher qu'avec des béquilles.

Un grand nombre de moyens de traitement avaient été employés, entre autres les eaux de Baden, près de Vienne; celles de Tœplitz, de Carlsbad, d'Abano; puis des remèdes empiriques, parmi lesquels se trouvait une pommade verte très-vantée en Hongrie par un médicastre du pays, et le tout sans le moindre résultat favorable.

Au mois d'août 1835, le malade alla à Graefenberg, où Priessnitz le soumit à ses procédés hydrothérapiques ; c'est alors que, pour la première fois, M. Scoutteten le vit. Six semaines s'étaient à peine écoulées quand une crise très-forte survint à la jambe souffrante ; elle fut caractérisée par de nombreux furoncles qui arrivèrent à suppuration, puis guérirent, et les douleurs diminuèrent beaucoup. Six semaines après, une nouvelle crise éclata à la plante du pied; un abcès se forma au talon, il s'ouvrit, suppura abondamment, et ne s'est jamais fermé.

Au commencement de la seconde année de traitement, ajoute M. Scoutteten, le prince remarqua des taches vertes sur le linge qui servait chaque jour à envelopper la partie souffrante ; le malade était convaincu que cette couleur venait de la jambe, et se rappelant l'usage qu'il avait fait de la pommade verte, il pensa que c'était à l'expulsion de ce corps gras qu'il devait attribuer la coloration du linge. Ce phénomène persévéra pendant plusieurs mois.

Le traitement fut continué avec beaucoup d'assiduité pendant quatre ans; les douleurs étaient complétement passées; le sommeil était bon, et le prince marchait sans béquilles depuis deux ans ; la jambe avait retrouvé sa sensibilité et sa chaleur, les changements de temps ne se faisaient plus sentir, mais la plaie du talon persévérait.

« Quinze jours avant ma visite, dit M. Scoutteten, la partie gonflée de la jambe a commencé à secréter un corps gras, d'un gris noirâtre, ayant de l'analogie avec la pommade mercurielle vieille. Est-ce une secrétion morbide de la peau ou véritablement de la pommade mercurielle, ainsi que le prince est disposé à le croire, parce qu'il a fait usage de ce médicament il y a vingt ans? Mes dispositions personnelles me porteraient à adopter la première opinion, mais le traitement hydrothérapique détermine tant de phénomènes qui nous sont encore inconnus, que je m'abstiens de me prononcer. Quoi qu'il en soit, ce corps graisse les doigts, et surnage à la surface de l'eau en y formant des taches irisées [1]. »

Cette observation offre un grand intérêt : on ne peut douter que l'éruption des furoncles n'ait puissamment contribué à la guérison du malade, et dans ce cas, cette éruption paraît bien indépendante des frictions faites sur la peau, puisqu'on n'en faisait pas au talon, et que là s'est déclaré un abcès qui a eu la plus heureuse influence sur l'issue du traitement. Il est au reste à remarquer qu'il n'est pas rare de voir des furoncles survenir au bout des doigts qui ne sont pas non plus soumis aux frictions. La sécrétion graisseuse de la peau n'est pas un phénomène moins remarquable, et justifie ce que dit M. Scoutteten sur les effets quelquefois si extraordinaires du traitement hydrothérapique.

La seconde observation a pour sujet un habitant de Vérone, qui eut pendant plusieurs années des accidents syphilitiques, qui furent combattus par le mercure. En 1836, il fut atteint de la miliaire qui eut des suites fâcheuses : le malade tomba dans une faiblesse extrême et une mélancolie profonde qui lui faisait désirer la mort. Après bien des traitements infructueux, M. W... se rendit dans le mois de février 1838 à Graefenberg, et il en repartit bien portant et avec un bel embonpoint dans le mois de juillet suivant. En 1841, M. W... ressentit, sans en connaître la cause, une douleur à la partie inférieure des lombes du côté droit, douleur qui ne tarda pas à descendre vers la région iliaque et à la cavité cotyloïde de ce côté. Les mé-

[1] *De l'Eau sous le rapport hygiénique et médical.*

decins consultés ne furent pas tous du même avis quant à la nature du mal ; les uns l'attribuèrent au rhumatisme, les autres à une coxite ; toutefois tous conseillèrent les antiphlogistiques, et de puissants révulsifs, notamment le cautère avec le fer rouge; mais ce remède énergique n'apporta aucun soulagement.

Après sept mois de traitements infructueux, il alla, malgré une extrême faiblesse, consulter le célèbre professeur Wateman, de Vienne, qui l'engagea à retourner à Graefenberg. Il arriva chez Priessnitz le 1er avril 1842, après avoir horriblement souffert, éprouvant des douleurs continuelles dans la cuisse et la hanche, ne digérant qu'avec une peine extrême, et se trouvant enfin dans un état de maigreur effrayant. Après quatre mois de traitement, les crises survinrent, dit M. Scoutteten ; elles étaient caractérisées par des boutons furonculeux très-nombreux ; ce qu'il y eut de remarquable, c'est qu'ils se développèrent sur la cuisse saine, et qu'il n'en vint pas un seul sur la malade. De ce moment, la santé de M. W... se rétablit. Trois mois après, nouvelle apparition de boutons furonculeux, mais cette fois sur la cuisse malade, et elle accéléra beaucoup l'entière guérison. M. W... put marcher sans bâton, et le 18 octobre 1842, il put gravir avec M. Scoutteten, une montagne couverte de neige, dont le sommet ne fut atteint qu'après deux heures de marche.

Nous pourrions citer d'autres faits tirés des nombreux écrits publiés sur l'hydrothérapie, et qui, comme ceux rapportés par M. Scoutteten, sont favorables à l'opinion qui admet *les crises;* cependant nous serions restés dans la pensée que ces éruptions cutanées, qui apparaissent souvent pendant le traitement, sont toujours l'effet d'une simple irritation de la peau produite par l'excitation de l'eau froide et des frictions, si un fait qui s'est passé dans notre établissement, et que nous rapportons dans notre vingtième observation, bien autrement décisif que ceux dont nous venons de parler, ou qui se trouvent consignés dans les ouvrages d'hydrothérapie, n'était venu d'abord ébranler notre conviction, puis nous convaincre que quelquefois la maladie n'a d'autre cause qu'un agent morbifique dont l'élimination est rigoureusement nécessaire pour le rétablissement de la santé.

En résumé, nous considérons comme un fait bien établi que les éruptions qui surviennent sur la peau pendant le traitement hydrothérapique sont parfois dues aux efforts de l'organisme, aidé par les procédés de cette méthode curative qui tendent sans cesse à appeler les fluides de l'intérieur vers la circonférence du corps pour se débarrasser du principe morbifique, comme elle élimine constamment par ce vaste émonctoire de la peau, des poumons, les produits de la décomposition des organes; mais nous pensons que, dans la grande majorité des cas, la guérison s'opère par d'autres effets de l'hydriathrie, comme nous allons le démontrer.

DE LA CHALEUR VITALE ET DU PHÉNOMÈNE DE COMPOSITION ET DE DÉCOMPOSITION DES ORGANES.

Il serait difficile de se faire une juste idée de l'action produite sur l'organisme par l'hydrothérapie, et par suite, de concevoir les guérisons qu'elle opère, si l'on ne savait comment se produit la chaleur vitale; car c'est principalement en agissant sur ce principe de la vie que cette méthode curative ramène les organes malades à leur état normal.

Les anciens avaient placé dans le cœur la source de la chaleur animale; Descartes l'expliquait en admettant une ébullition du sang dans ce viscère; Vanhelmont, Vieussens,

Barelli l'attribuaient à la fermentation dont cet organe est le principal foyer, et plus tard, Chaussier la considéra comme un des effets de l'innervation ; mais toutes ces idées, admises pendant bien longtemps, ne pouvaient soutenir le moindre examen sérieux.

C'est aux progrès de la chimie que nous devons d'avoir soulevé le voile qui cachait la cause de la production de la chaleur. Vauquelin, le premier, la fit dépendre de l'oxygénation du sang veineux, qui s'opère dans les poumons, combinaison qui ne pouvait se faire sans production de calorique.

Cette explication, considérée comme vraie pendant vingt ans, devint ensuite le sujet de sérieuses objections, ce qui décida l'Académie des Sciences, en 1821, à appeler l'attention des savants sur cette question, en proposant un prix pour sa solution.

En 1822, elle couronna un mémoire de M. Desprès, qui établissait que le calorique vital était produit par la combinaison de l'oxygène de l'air avec le carbone et l'hydrogène du sang ; que ce phénomène, véritable combustion, n'était pas la seule cause de la production de la chaleur, comme l'avait pensé Vauquelin, mais qu'il était aussi dû au mouvement de la circulation et à l'assimilation, à nos tissus organiques, des matériaux nutritifs que le sang leur porte.

Dans le même temps, M. Dulong était arrivé au même résultat que M. Desprès, par des travaux scientifiques différents ; et, un peu plus tard, M. Pelletan faisait jouer à l'assimilation un rôle plus important, en prouvant d'après des faits nombreux, que *toutes les fois que des corps réunis passent d'une combinaison moins intime à une combinaison plus intime, il y a du calorique mis en liberté.*

D'après ces données et de nouvelles recherches, MM. Dumas, Boussingault et Liébig, ont prouvé que la calorification est due à la combustion produite dans la trame des tissus par la combinaison de l'oxygène du sang artériel avec leur détritus, presque entièrement formé de carbone, d'où résultait du gaz acide carbonique qui se dissolvait dans le sang veineux, pour être éliminé du corps par l'exalation pulmonaire et la perspiration cutanée.

Ainsi la source de la chaleur animale n'est pas seulement, comme le pensait Vauquelin, dans les poumons, mais bien dans toutes les parties ou pénètrent les globules rouges, c'est-à-dire dans la trame la plus profonde de nos organes, où ont lieu aussi d'autres actes non moins importants à la vie, ceux de composition et de décomposition de nos tissus, qui doivent aussi nous arrêter un instant.

Le chyle, formé des matériaux réparateurs de nos organes puisés dans les aliments, est versé par les vaisseaux chylifères dans le sang veineux. Il est ensuite conduit avec ce fluide dans le ventricule droit du cœur, qui le chasse dans les poumons où il devient sang artériel par sa combinaison avec l'oxygène de l'air. Ce fluide, ainsi revivifié, revient dans le ventricule gauche du cœur par le mouvement circulatoire ; il est chassé de là dans les artères, puis, dans les vaisseaux capillaires, où il se met en contact avec les molécules organiques qui y puisent les matériaux propres à leur nutrition. Ce phénomène d'assimilation ne s'opère pas, comme la caloricité, en vertu d'affinités purement chimiques ; c'est un acte de la vitalité, comme c'est aussi une action tout organique que celle par laquelle les tissus se débarrassent des parties qui les constituent et que la vie a usés.

Il y a donc en nous un mouvement de composition et de décomposition de nos organes qui s'opère sous l'influence de la vie, puis une production de calorique, également répartie dans toute l'économie, mais subordonnée aux lois de la chimie; c'est sur ces actes de composition et de décomposition, source de la chaleur vitale, que l'hydrothérapie exerce sa principale influence; c'est en augmentant ou en diminuant l'activité des molécules organiques qui président à ces fonctions qu'elle doit en partie ses heureux effets dans le traitement des maladies; car, comme le disent MM. Trousseau et Pidoux, « la médecine, au milieu de sa marche, a toujours conclu à la guérison par deux moyens : la débilitation et la stimulation. » Nous verrons cependant bientôt que ses effets ne se bornent pas à ces deux modes d'action.

Effets physiologiques produits par l'emploi intus et extrà de l'eau froide.

Le froid produit deux actions opposées, d'après la durée de son application : elle est sédative, calmante, antiphlogistique, si elle se prolonge, et empêche la réaction; elle est excitante, au contraire, si elle n'est que de courte durée.

DE L'ACTION SÉDATIVE ANTIPHLOGISTIQUE PRODUITE PAR L'ACTION PROLONGÉE DE L'EAU FROIDE.

Quand le froid n'est pas assez intense, ou que la durée de ses effets est trop courte pour provoquer la réaction, ou lorsqu'au contraire, elle est trop prolongée pour qu'elle puisse se faire, ce modificateur agit comme sédatif en soustrayant le calorique vital nécessaire à l'accomplissement de l'action organique qui préside à la circulation, la composition et la décomposition des tissus, dont dépend la calorification même; tous ces phénomènes, ainsi que la sensibilité, la contractilité, se calment, se ralentissent et peuvent même être arrêtés complétement, ce qui amène la mort de la partie, comme cela a lieu dans la congélation.

« Le calorique soustrait, ou le froid, disent MM. Trousseau et Pidoux, est le type des sédatifs : il s'oppose à la manifestation de l'activité vitale, enchaîne et déprime les phénomènes de la matière de la manière la plus simple et la plus directe, sans atteindre ce résultat par des opérations intermédiaires; et on le conçoit, puisqu'il n'est autre chose que la suppression plus ou moins considérable de la condition à laquelle la vie se maintient, ou, si l'on veut, d'une des causes excitantes de la vie la plus prochaine [1]. »

D'après M. Poiseull, quand le contact de la glace a été prolongé pendant six à huit minutes, quelquefois moins, le nombre des capillaires où la circulation s'arrête est si considérable, qu'il faut attendre un très long temps avant qu'elle se rétablisse en l'absence de la glace, et souvent, le repos persiste dans les capillaires, jusqu'à la mort de l'animal. La vitesse du sang dans les capillaires d'une partie du corps est éminemment influencée par la température de cette partie ; elle tend à diminuer et finit par s'arrêter dans les points soumis incessamment à une température de 0, 1, 2, 6° centigr. ; par le séjour prolongé d'une portion du corps dans un milieu froid, toute la masse du sang éprouve un abaissement de température. La circulation des capillaires des autres points du corps devient aussi plus difficile et s'effectue avec plus de lenteur. « Comme dans toutes ces expériences les vaisseaux capillaires n'ont pas changé sensiblement de volume, comme leur diamètre est resté constant, quel que soit le degré indiqué par le thermomètre, nous pensons qu'on doit attribuer le repos des globules à l'augmentation, par le froid, de l'épaisseur de la couche immobile de sérum qui tapisse intérieurement ces vaisseaux [2]. »

[1] *Traité de Thérapeutique.*

[2] Poiseull, *Recherches sur les causes du mouvement du sang dans les vaisseaux capillaires*, page 64.

Puisque le froid, dans l'état normal, ralentit et peut même arrêter complétement l'action organique que caractérisent la sensibilité, la contractilité et la circulation capillaire qui se trouve sous la dépendance de ces propriétés, et par suite, la calorification qui s'y rattache, on conçoit qu'il puisse prévenir, modérer, éteindre l'inflammation qui n'est que l'exaltation de ces actes de la vitalité ; aussi est-il le plus puissant des antiphlogistiques ; il n'en est pas un qui fasse cesser la chaleur, la douleur, les deux éléments de cet état morbide, plus sûrement, plus promptement ; mais, par cela même que le froid diminue considérablement l'action vitale, on conçoit qu'il ne pourrait être employé sans danger d'une manière générale et continue, et que ses effets doivent être limités à une petite étendue. On les obtient ordinairement par les applications de glace, de compresses trempées dans l'eau froide, qu'on renouvelle souvent pour prévenir la réaction. Ce n'est guère que dans les maladies aiguës ou sub-aiguës qu'on peut les employer avec avantage.

Nous venons de voir comment se produisaient les effets sédatifs de l'eau à basse température, employée extérieument. Voyons comment ont lieu ceux qu'elle opère quand on en fait usage à l'intérieur, mode d'administration qui fait aussi essentiellement partie du traitement hydrothérapique.

L'action de l'eau froide, prise en boisson, est complexe ; elle n'agit pas seulement sur les tissus avec lesquels elle se met immédiatement en rapport, elle exerce encore une grande influence sur l'économie par sa mixtion avec le sang, dans lequel elle pénètre par l'absorption qui s'en fait dans les organes digestifs.

A l'état de santé, l'eau froide excite, tonifie l'estomac, et favorise ses fonctions ; dans l'état pathologique, si la maladie de ce viscère dépend d'une irritation, d'une inflammation, elle le calme en lui enlevant le calorique en excès qui s'y trouve, beaucoup mieux que ne pourrait le faire toute autre boisson. Son action est moins marquée quand elle passe dans les intestins, parce qu'elle s'échauffe en prenant la température des milieux dans lesquels elle se trouve; mais elle est bien vite absorbée et versée dans le sang, et c'est là que ses effets sont le plus sensibles : elle le délaye, en tempère la chaleur; aussi sa propriété sédative a-t-elle été de tout temps reconnue par les médecins. « C'est souvent à elle seule, dit M. Ratier, que sont dues certaines guérisons dont on fait honneur à toute autre chose : elle diminue la chaleur fébrile; elle active les sécrétions et les exhalations, et en modifie évidemment les produits; on peut dire sans exagération qu'il n'est pas de maladies dont l'eau, convenablement employée, ne puisse être le remède, ou dans lesquelles elle ne puisse concourir puissamment à la guérison[1] ». D'après M. Réveillé-Parise, les méthodes curatives les plus convenables se tirent toutes de l'hygiène: « Quant à moi, dit-il, j'atteste qu'il m'est souvent arrivé de guérir des savants, des gens de lettres, des hommes condamnés à de longs et pénibles travaux de cabinet, par un régime approprié à leur tempérament et continué avec persévérance. A l'imitation de Linnée, j'ai guéri par l'usage de l'eau fraîche prise à jeun, moyen secondé par un régime régulier. »

DES EFFETS EXCITANTS, RÉVULSIFS, PRODUITS PAR LA CHALEUR ET L'ACTION PEU PROLONGÉE DE L'EAU FROIDE.

Nous considérons comme un fait certain que l'action

[1] Ratier, *Dictionnaire de médecine et de chirurgie pratique*, tom. VI, page 425.

organique, augmentée et très-étendue dans une partie, peut, sans dépasser son état normal, dissiper celle en excès, ou à l'état morbide dans une autre partie; ou, en d'autres termes, qu'une excitation physiologique, mais très-étendue, peut en éteindre une autre à l'état pathologique, mais très-restreinte; c'est le phénomène de la *révulsion transpositive*, non la révulsion produite par nos moyens ordinaires de thérapeutique, mais celle qu'on obtient en augmentant l'activité des fonctions. Toujours dans ces cas il y a afflux du sang sur les organes ou tissus organiques dont l'activité est augmentée; c'est un fait que nous avons démontré dans un mémoire couronné par la Société de Médecine de la Moselle. Ouvrez l'estomac d'un animal carnassier ou herbivore, peu importe, une heure après qu'il a mangé; vous le trouverez toujours plus ou moins injecté, injection qui n'existe plus dans l'état de santé, une fois que les aliments sont passés dans les intestins; or, que se passe-t-il pendant le travail fonctionnel de ce viscère dans les organes avec lesquels il sympathise le plus? Un ralentissement dans leur action vitale. Si le cerveau n'est pas animé par des boissons alcooliques telles que le vin, ou des excitants diffusibles tels que le café, on est porté au sommeil, l'intelligence est obtuse, la peau sécrète moins, la circulation y est moins active, elle se décolore, on éprouve du frisson; mais cette influence de l'estomac ne se borne pas à diminuer momentanément les fonctions des organes, elle se fait sentir sur leur irritation même : ainsi la céphalalgie s'arrête souvent, la toux de la bronchite est suspendue, les douleurs intestinales cessent pendant ce premier acte de la digestion; en un mot, pour l'accomplir, l'estomac a concentré sur lui la vitalité des autres organes dont le repos momentané peut se concilier avec le maintien de la vie; il a exercé sur eux une véritable révulsion. Eh bien! c'est en agissant ainsi, c'est en augmentant l'activité fonctionnelle des organes, que l'hydrothérapie parvient très-souvent à déplacer l'inflammation, l'irritation dans d'autres parties. Nous allons examiner par quel procédés elle atteint ce but, et, pour mieux les faire comprendre, nous suivrons le malade dans une séance hydrothérapique.

Quelque opinion que l'on ait sur la sudation causée par l'emmaillottement ou l'étuve, on est du moins d'accord sur la nécessité de la produire, parce qu'on supporte d'autant mieux le froid que l'on a plus chaud. Pour nous nous y voyons un avantage plus important encore : celui de l'afflux du sang qui se fait du centre à la circonférence, parce que ce phénomène ne peut s'opérer sans que l'action organique de la peau n'en soit activée, et que cette excitation toute physiologique, mais étendue à toute la surface du corps, exerce une puissante action sur les organes irrités. Ainsi, dans ce cas, la toux cesse, toutes les douleurs se taisent, et ces symptômes ne reparaissent que lorsque l'hypérémie de la peau a disparu : il y a donc eu révulsion.

En sortant du maillot ou des étuves, les malades, couverts de sueur, sont soumis à l'action de l'eau dont la température peut varier de 6° à 18° Réaumur ; elle s'administre en ablution, en lotion, en immersion, en bain et en douches, de forme et de puissance variées. Il s'ensuit aussitôt une perte considérable de calorique, qui se traduit par la sensation plus ou moins prononcée de froid, et la décoloration de la peau, qui varie selon la durée de la soustraction de la chaleur, la constitution et le tempérament des sujets, due au refoulement du sang à l'intérieur. Le retrait de ce fluide de l'enveloppe tégumentaire n'est que de courte durée ; bientôt la réaction a lieu, le sang revient avec force, non par l'effet, comme on le pense généralement, d'une impulsion du centre à la périphérie, mais par l'excitation produite par le froid sur les nerfs de la peau, aidée par de vigoureuses frictions faites sur toute son étendue. Qu'est-il arrivé de cette action de l'eau? Encore une dérivation des fluides vers la circonférence du corps, d'où est résultée une accélération dans la circulation des capillaires de la peau et des tissus sous-jacents; partant, plus les mouvements de composition et de décomposition se sont augmentés, plus il y a eu de chaleur vitale produite, plus, en un mot, l'action organique moléculaire a été accrue, et cette excitation, établie sur une grande surface, a prolongé la révulsion commencée sous l'influence de l'air chaud. Mais cette fois l'impression occasionnée par le froid sur toute l'étendue du corps, et la réaction qui s'en est suivie, ont retenti dans tout l'organisme; toutes les fonctions en ont été activées, et de l'ensemble de cette vitalité accrue partout, il résulte pour le malade un sentiment très-remarquable de bien-être, de force, qui se prolonge pendant plusieurs heures, et se répète à chaque séance hydriatrique. Tels sont les effets de l'eau froide employée comme excitant, et dont l'action ne doit être que momentanée sur l'économie. Voyons maintenant ce qu'elle produit quand son usage est localisé.

On fait en hydrothérapie un emploi journalier des bains de pieds, de siége, ou d'autres parties du corps, et d'applications topiques de l'eau à une température plus ou moins basse. Ces applications s'opèrent ordinairement avec un drap ou des compresses mouillés, dont l'effet varie d'après la durée, le plus ou moins d'eau qu'elles renferment, et la température de ce liquide.

Les bons résultats du bain de pieds froid sont encore dus à la dérivation qu'il opère par l'effet de l'excitation nerveuse que la soustraction calorique occasionne dans la partie qui est baignée. Ce moyen est, dans la plupart des cas, infiniment préférable aux bains de pieds chauds, même lorsqu'ils sont sinapisés, ce que prouvent la sensation de chaleur prolongée et la rougeur de la peau qui suivent la réaction qu'ils occasionnent; tandis que celle déterminée par l'eau chaude se dissipe très-vite quand son action cesse. L'immersion, souvent répétée, des pieds dans l'eau froide, et l'exercice qui doit suivre, sont les meilleurs moyens que l'on puisse employer, quand ces parties, habituellement froides, ne peuvent être réchauffées par les chaussures les plus chaudes, parce qu'ils augmentent, comme nous l'avons vu plus haut, l'action organique, et par suite, la calorification.

Ce que nous venons de dire des bains de pieds s'applique aux bains de siége; c'est aussi par la révulsion qu'ils agissent; on en obtient d'excellents effets dans les affections chroniques du bas-ventre, surtout si l'eau est courante, afin que sa température se maintienne toujours au même degré; ils favorisent l'apparition des hémorrhoïdes.

Pour produire un effet excitant, les compresses mouillées doivent être laissées quelque temps sur les parties où elles sont appliquées; ce n'est pas alors par le froid qu'elles agissent, mais bien par le calorique rayonnant qu'elles retiennent à la surface du corps.

De l'exercice musculaire.

Si l'on pouvait douter un seul instant que l'excitation produite par l'exercice d'une fonction puisse déterminer un afflux de sang sur l'organe qui en est le siége, et que cette excitation réagisse sur toute l'économie, l'observation de ce qui se passe pendant l'action des muscles de la vie de relation lèverait toute incertitude à cet égard. Pendant une saignée, si l'on agite les doigts en tenant un objet dans la main, l'écoulement du sang, qui se faisait lentement quand le membre était en repos, s'accélère aussitôt que les muscles de l'avant-bras entrent en mouvement, preuve que la mise en action de leur contractilité a activé le cours du sang dans les vaisseaux qui le reçoivent. Faites une saignée aux deux bras, que l'un reste en repos, et que l'autre, au contraire, soit mis en jeu, le sang sorti de celui-ci sera sensiblement plus noir, c'est-à-dire contiendra moins de globules rouges que l'autre, preuve non moins certaine que l'action des muscles aura accéléré la circulation dans les vaisseaux capillaires ; que, par suite, plus l'oxygène du sang artériel aura brûlé de carbone provenant des détritus des tissus, et que, par conséquent, il y aura eu plus de production de chaleur ; voilà pourquoi on est instinctivement porté au mouvement quand on a froid, et on l'augmente d'autant plus qu'on a besoin d'une chaleur plus grande.

L'exercice musculaire n'active pas seulement la circulation capillaire, il influe beaucoup encore sur la grande circulation, qu'il accélère : aussi les mouvements du cœur et des artères sont-ils beaucoup plus forts, plus fréquents que lorsqu'on est en repos ; il suit de là que les inspirations et les expirations se succèdent plus vite ; que dans un temps donné la transmutation du sang veineux en sang artériel est plus considérable, et que ce liquide vivifiant porte partout une excitation plus favorable à l'exercice des fonctions que lorsque le corps est dans l'inaction.

L'utilité de l'exercice pour la santé a été reconnue de tout temps : *Labor corpus validum efficit,* dit Hippocrate : c'est ce que démontre l'observation la plus vulgaire ; il suffit, pour reconnaître cette vérité, de comparer la force de l'homme habitué aux travaux corporels, qui se nourrit bien, avec le peu d'énergie de celui qui passe sa vie dans le repos ou n'a d'autres occupations que celles de l'intelligence. L'exercice concourt puissamment, par l'activité qu'il donne au canal digestif, à convertir en chyle toute la partie des aliments susceptible de cette transformation ; la substance alimentaire est dépouillée de tous les principes nourrissants qu'elle recèle; elle laisse moins de résidus excrémentiels.

Le père de la médecine avait déjà reconnu que, sur une quantité égale de nourriture, les individus qui travaillent beaucoup donnent peu d'excréments; tandis que ceux qui vivent dans une sorte d'inaction, en rendent beaucoup. Cette observation a été faite également par Ramazzoni. Ce qui prouve combien l'exercice du corps est un moyen sûr d'éveiller les fonctions de l'estomac, c'est qu'il rend souvent la faim impérieuse ; il assure aussi une digestion plus prompte, plus facile, plus parfaite. « Sans exercice, dit Réveillé-Parise, rien de plus rare qu'un bon estomac. » Il n'est, au reste, aucune fonction qui ne puisse être directement ou indirectement influencée par les mouvements du corps : ils activent l'absorption interstitielle; toutes les personnes qui s'y livrent sont le plus souvent maigres; mais leurs organes présentent de la fermeté, leurs fibres semblent dominer sur leurs fluides : les animaux qu'un repos prolongé a engraissés, maigrissent sensiblement lorsqu'on leur a donné la liberté. On sait combien l'exercice favorise l'exhalation cutanée. Il n'est, au reste, aucun médecin qui ait méconnu les avantages de ce moyen d'hygiène et ne l'ait conseillé. Hoffman pensait que les moyens gymnastiques, par l'importance des changements organiques qu'ils suscitent, se plaçaient en premier ordre dans les moyens que nous possédons pour combattre les maladies. Il déclare que le quinquina, que les médicaments ferrugineux, pour opérer les bons effets qu'on en espère, pour développer les vertus dont ils jouissent, ont besoin de l'exercice, et que sans cet auxiliaire, ces agents médicinaux semblent perdre de leur efficacité. Mais il n'est pas un médecin qui lui ait donné l'importance que lui a attribuée Priessnitz; pas un ne l'a fait entrer comme partie essentielle dans un traitement, lui seul en a fait une partie intégrante du sien; il faisait scier du bois à ses malades qui ne pouvaient marcher; il est vrai qu'il avait senti que la réaction qui doit suivre l'emploi extérieur de l'eau pour en assurer les bons effets, devait toujours être aidée par les mouvements spontanés du corps.

Dans l'état pathologique, les bons résultats de l'exercice musculaire, quoique tenant à un autre ordre de causes, sont entièrement dus à la révulsion transpositive à laquelle nous avons rapporté les heureux effets des autres procédés hydrothérapiques; mais dans ce cas, ce phénomène est favorisé par la stimulation qu'impriment à toute l'économie les mouvements plus accélérés d'un sang riche en oxygène. Oui, c'est encore à l'excitation physiologique, mais puissante dans son action, à cause de son étendue, puisqu'elle siége dans des tissus qui, dans leur ensemble, forment une masse bien supérieure à celle de tous les viscères splanchniques réunis, qu'il faut attribuer la diminution, la cessation des phlegmasies qui forment le plus grand nombre de nos maladies. La toux de la bronchite se calme, s'arrête pendant la marche; la céphalalgie disparaît souvent par le même moyen; rien de plus fréquent que de voir une douleur rhumatismale disparaître pendant l'exercice, pour reparaître quelque temps après qu'il a cessé; n'est-il pas d'observation constante que la locomotion est rigoureusement nécessaire dans les affections des centres nerveux, dans la phthisie pulmonaire, dans les névropathies des organes digestifs, ou les irritations inflammatoires à l'état chronique de ces viscères ; qu'elle est avantageuse dans les maladies des voies urinaires, et que ce n'est pas sans raison qu'on a renoncé au repos absolu auquel on condamnait les malades atteintes d'affections de l'utérus, pour leur conseiller un exercice modéré?

En attribuant à la révulsion, produite par la simple excitation physiologique des organes, le déplacement du sang qui a afflué sur une partie irritée, nous n'entendons pas dire qu'il faut voir dans le retrait de ce fluide des parties malades l'explication des bons effets produits; non sans doute, car ce n'est ici qu'un effet dont la cause est un des actes de l'innervation qui échappe à notre intelligence. « Nous serions fort embarrassés, disent MM. Trousseau et Pidoux, d'expliquer par quelles voies intimes agissent les révulsifs; les explications des pathologistes n'ont point éclairé la question, et nous avouons avec franchise que vainement nous avons cherché l'explication du phénomène de la transposition. Ce phénomène se reproduit spontanément dans le cours des maladies, et ordinairement ou au début ou au déclin, rarement dans l'acmé. C'est un fait que l'on peut constater; mais c'est un fait aussi inexplicable que la plupart des autres actes organiques intimes [1]. »

Du régime.

Le régime complète la méthode curative de Priessnitz; c'est sans contredit la partie de son traitement qui laisse le plus de prise à la critique, du moins si l'on se rapporte à ce qui était observé dans son établissement. La règle diététique était large : il permettait toujours à ses malades de

[1] *Traité de thérapeutique.*

manger autant qu'ils le voulaient, ou plutôt il les engageait à manger beaucoup, afin de réparer les pertes que leur occasionnait la sudation ; aussi les indigestions n'étaient-elles pas rares à Graefenberg. Les aliments étaient peu choisis : le déjeuner se composait de lait, de beurre et de pain noir ; le dîner, d'un plat de viande, d'un plat de légumes et quelquefois d'un entremets ; et le souper, de lait, de pain noir et d'un plat de légumes. Il y avait une table pour les plus malades, servie en aliments plus légers, mais qu'ils devaient toujours prendre de manière à satisfaire largement leur faim. Le sel était le seul assaisonnement, l'eau la seule boisson ; le vin, la bière, le café, les liqueurs étaient rigoureusement défendus. On raconte qu'ayant fait nourrir des cochons, les uns avec des aliments qu'on leur donnait froids, tandis qu'on les faisait chauffer pour les autres, il remarqua que les intestins des premiers étaient plus blancs et leur chair plus délicate que ceux qui s'étaient nourris de substances dont la température était élevée ; fort de cette observation, il soumit pendant quelque temps tous ses malades à l'usage d'une nourriture froide, mais il ne tarda pas à y renoncer. En adoptant, comme en abandonnant complétement ce mode d'alimentation, Priessnitz s'est montré, comme en d'autres circonstances, trop absolu ; il est bien certain que les aliments pris froids sont quelquefois très-convenables ; on en obtient de bons effets chez les personnes sujettes à l'érétisme et chez les hypocondriaques. Le régime froid, c'est-à-dire la précaution de faire prendre toutes les boissons et les aliments à une température fraîche, disent MM. Trousseau et Pidoux, réussit souvent mieux que les traitements les plus actifs.

La plupart des pensionnaires de Priessnitz, riches et habitués à tout le confort de la vie, se soumettaient très-difficilement à la simplicité de sa table ; mais les observations faites à ce sujet n'étaient point écoutées; on les rejetait, avec raison peut-être, car ce modeste régime avait dû puissamment contribuer aux heureux effets du traitement chez les malades dont les intestins étaient depuis longtemps irrités par des aliments trop excitants.

En 1842, j'allai étudier cette méthode curative dans un établissement près de Bruxelles. Le régime alimentaire y était détestable, et donnait lieu chaque jour à de justes plaintes. Au dîner, je mangeais peu ou point, sous prétexte de défaut d'appétit, et je quittais très-vite la table pour aller à Bruxelles, éloigné de sept kilomètres de l'établissement, afin d'y faire un repas qui satisfît les besoins de mon estomac; puis je m'empressais de revenir près de mes infortunés camarades, auxquels je laissais ignorer les infractions que je commettais aux règlements de la maison. Comme j'étais soumis, ainsi qu'eux, à tous les procédés de l'hydriatrie, qu'ils ignoraient le véritable motif qui m'avait appelé dans cet établissement, et que la diète que je suivais à leurs yeux contrastait singulièrement avec les signes extérieurs de la meilleure santé, ils ne comprenaient rien à mon état, et j'étais souvent le sujet de leurs conversations.

Au nombre des malades, se trouvait un homme très-riche, qui connaissait beaucoup mieux Brillat-Savarin que les lois diététiques de Pythagore, ou les préceptes de l'école de Salerne. Habitué depuis longtemps à sacrifier à Comus, les excès de table, bien plus que les tracas domestiques dont il se disait victime, avaient amené chez lui une névropathie des organes digestifs qui lui rendait la vie insupportable; l'appétit était perdu au point que la seule vue des aliments lui occasionnait des nausées. Il était arrivé à dix heures du matin ; à midi, quand il vit le dîner et les mets plus qu'anachorétiques qui le composaient, il déclara, après force observations désobligeantes pour le directeur de la maison, qu'il allait le quitter; et, en effet, il se disposait à partir dans l'après-midi au moment où je rentrais de ma course journalière à Bruxelles. Confiant dans les résultats que le traitement devait avoir pour son affection, et intéressé à en juger par moi-même, j'engageai M. B.... à rester, à ne faire usage que de lait, à attendre patiemment les premiers effets du traitement avant de prendre un parti définitif relativement à son départ, et je fus assez heureux pour le décider à suivre mon conseil. Au bout de douze jours, il put mettre un peu de pain dans son lait; après un mois, il prenait sa part à ce repas dont la seule vue l'avait, comme il le disait, fait frissonner; après deux mois, il prenait avec avidité cette eau, décorée du nom de potage, dans laquelle on avait fait bouillir un peu d'herbes; ce veau nageant dans une sauce inqualifiable, et ce fromage à la pie qui terminait ordinairement un vrai repas des premiers âges. J'ai appris que, cinq mois après, M. B.... quittait la maison dans un état tout à fait satisfaisant, et avec un appétit que, depuis six ans, lui avait fait perdre l'art trompeur de l'auteur du poëme de *la Gastronomie*.

De la marche à suivre dans l'exécution des procédés hydrotherapiques.

Les succès de la méthode curative de Priessnitz tiennent en grande partie à la manière dont les procédés qui la composent sont employés, car ils doivent recevoir des modifications d'après l'âge, la constitution, le tempérament des sujets; ils dépendent aussi de la nature des maladies, de la température atmosphérique, et de quelques autres circonstances, dont nous allons parler.

Dans presque tous les établissements hydrothérapiques, surtout dans ceux d'Allemagne et de Belgique, la sudation s'obtient par un seul moyen : l'enveloppement du corps qui se fait en l'emmaillottant dans des couvertures de laine, auxquelles on ajoute parfois un drap mouillé, qui recouvre immédiatement la peau. Ce procédé a des avantages, mais aussi des inconvénients. Il n'amène la sueur que très-lentement, surtout en hiver, rarement avant une heure, le plus souvent après deux; quelquefois il ne peut l'obtenir, quand les sujets sont faibles, parce qu'ils fournissent peu de calorique. Dans les établissements, le service exige que l'emmaillottement se fasse de très-grand matin, à quatre ou cinq heures, ce qui interrompt le sommeil des malades; il les fatigue souvent en leur ôtant toute liberté des mouvements, et il n'est pas possible lorsque la respiration est un peu gênée, à cause de la pression qu'exerce le maillot sur les parois de la poitrine; toutefois, ce moyen doit être préféré quand les sujets supportent mieux une sudation qui s'établit lentement, et chez ceux dont les extrémités inférieures malades doivent être tenues dans une position horizontale, afin d'éviter l'afflux des fluides qui s'opère toujours plus ou moins dans les parties déclives, quand elles sont en repos.

Au maillot on a substitué, dans quelques établissements, l'étuve sèche qui consiste dans un appareil chauffé à l'esprit-de-vin. Ce moyen a l'avantage de provoquer promptement la sueur, parce que l'air artificiellement chauffé excite plus vivement la peau que celui du maillot, dans lequel la température ne s'élève que par le calorique rayonnant; il est moins fatigant pour le malade dont les mouvements restent libres; mais il ne convient pas chez les individus qui sont très-faibles, de même que chez ceux dont les extrémités inférieures sont malades, par la raison opposée à celle qui doit faire préférer le maillot, vu qu'elles sont placées verticalement dans cet appareil.

A ces deux moyens pour exciter la sudation, et que nous employons également, nous en avons joint un troisième, *l'étuve humide;* c'est un appareil où le malade se trouve dans un bain de vapeur, dont il peut à volonté augmenter ou diminuer lui-même la force ; il nous paraît bien préférable au maillot et à l'étuve à air chaud chez les individus maigres, à peau sèche, irritables, et qui sont atteints d'affections nerveuses. Dans l'application de ces trois procédés pour déterminer la sudation, la tête est toujours hors de l'action directe de la chaleur ; mais comme elle s'échauffe par suite de l'accélération de la circulation, on tempère son excitation par des applications réfrigérentes et de l'air frais qu'on introduit dans la pièce où les bains de calorique se prennent.

Ainsi, nous employons, pour obtenir la sueur, trois moyens différents, donnant la préférence à celui qui, selon le cas, présente le plus d'avantages.

La durée de la sudation est fort importante. Dans les inflammations des articulations, elle doit être prolongée le plus possible, c'est-à-dire jusqu'à ce qu'elle commence à fatiguer le malade; car, à part ce que la diaphorèse doit avoir d'avantageux dans les cas où le sang serait altéré par quelque agent morbifique dont l'organisme cherche à se débarrasser par la sueur, la vive excitation produite par la chaleur sur toute la peau tend à dissiper la phlegmasie par la révulsion qu'elle opère ; il en est de même dans les névralgies et les rhumatismes musculaires. Dans les inflammations sub-aiguës ou chroniques de l'estomac et des intestins, de même que dans les névropathies, l'expérience nous a démontré que les sueurs abondantes n'étaient pas avantageuses; il faut se borner, dans ce cas, à exciter modérément la peau par la chaleur, afin qu'elle supporte mieux l'action de l'eau froide; il en est de même dans les névroses qui, moins encore que les névralgies, demandent la sudation.

Chez les sujets faibles, les vieillards, les tempéraments nerveux, les sueurs doivent être moins fortes que chez les individus vigoureux, adultes et d'un tempérament lymphatique. Quand il fait froid, il faut exciter plus longtemps la peau par le contact de la chaleur, y faire affluer davantage le sang, afin, d'une part, de mieux supporter l'action de l'eau froide, et de l'autre, de rendre plus facile la réaction, c'est-à-dire le retour des fluides du centre à la circonférence du corps, phénomène essentiel aux bons effets du traitement, qui s'opère de lui-même chez la plupart des malades quand la température atmosphérique est élevée, sans être aidée par les frictions de la peau et l'exercice musculaire, toujours nécessaires dans les temps froids.

L'emploi de l'eau froide, sous forme de lotions, d'applications avec le drap mouillé, d'ablutions, de douches d'une force et d'une puissance variées, de bain partiel ou général, doit également recevoir des modifications, d'après la nature, le siége des affections, l'état barométrique de l'atmosphère, et les conditions dans lesquelles se trouvent les malades.

C'est ordinairement avec le drap mouillé, les lotions, les ablutions, dont la température de l'eau peut varier de 8° à 20° Réaumur, qu'on habitue les malades au contact du froid. C'est leur impressionnabilité physique qui doit être le seul guide du médecin pour savoir à quelle température l'eau doit être employée ; en général, elle ne doit rien avoir de pénible pour eux. Une fois qu'ils la supportent bien, ils passent aux douches, au grand bain, dont le degré vacille ordinairement de 8° à 10° ; cependant nous en avons obtenu d'excellents effets à une plus basse température dans des affections de la matrice, dans des gastralgies ; mais il faut, dans ces cas, qu'on puisse faire de grands mouvements dans le bain, comme d'y nager. parce que l'exercice musculaire s'oppose à l'action dépressive du froid quand elle se prolonge.

La durée du contact de l'eau froide peut aller de quelques secondes à cinq minutes, toujours d'après la manière dont les malades le supportent. Comme on le conçoit, les sujets vigoureux, sanguins, l'endurent mieux que ceux qui sont faibles; ils le prolongeraient souvent plus qu'il ne faut, si l'on n'y faisait attention, surtout quand ils sont sous une douche puissante qui, par sa force de projection, excite vivement la peau et y maintient l'afflux du sang que préalablement la chaleur des étuves y a occasionné.

On ne peut donc pas fixer la durée des bains ni celle des douches ; on ne peut la déterminer que d'après l'impression qu'en reçoit le malade, et lui seul en a la conscience; il a, au reste, un guide qui, bien suivi, ne peut le tromper : la première sensation de l'eau est un froid plus ou moins vif qui ne tarde pas à se calmer, parce que le sang, d'abord refoulé dans les tissus sous-cutanés, est rappelé à la périphérie par l'excitation même que le froid produit sur la peau ; mais cet effet n'est pas de longue durée; bientôt une nouvelle impression produite par la soustraction du calorique vital, qu'annonce souvent le frisson, survient et se continue parce qu'il ne se fait pas une nouvelle réaction ; on ne doit jamais attendre ce second effet du froid pour s'y soustraire. On peut juger combien il serait difficile au médecin de préciser la durée des bains ou des douches froides, puisque la facilité plus ou moins grande de les soutenir varie, non-seulement d'après leur température, mais encore d'après le degré de force, d'impressionnabilité naturelle ou acquise des sujets par suite de leurs maladies ; or, ces dispositions de l'organisme offrent trop de nuances pour que le médecin puisse en tirer des conséquences uniformes. Toutefois, la durée ne pourrait, dans la plupart des cas, dépasser cinq minutes sans inconvénients, surtout quand la température de l'eau n'est pas au-dessus de 8°. C'est de cette manière qu'il faut en faire usage pour en obtenir un effet excitant, qui est toujours celui qu'on doit rechercher dans les maladies chroniques, les seules qui exigent la réunion de tous les procédés hydrothérapiques.

Toutes les considérations dans lesquelles nous venons d'entrer s'appliquent également aux bains locaux, de pieds, de siége, etc.

L'exercice musculaire doit toujours avoir lieu après les applications d'eau froide, quelle que soit la manière dont elles ont été faites ; il est nécessaire pour assurer une bonne réaction. Quand il est difficile, impossible, par suite des maladies des muscles ou des articulations des extrémités inférieures, on insiste davantage sur les frictions de la peau, qu'on répète plus souvent, et que l'on fait avec énergie.

Quand la chaleur atmosphérique est très-élevée, la réaction se fait si facilement que les malades sont souvent peu disposés à la favoriser par les mouvements du corps ; il importe, dans ce cas, de leur en faire sentir la nécessité ; le rappel des fluides à la peau par l'exercice, est préferable à celui dont l'action de la chaleur extérieure fait en grande partie les frais.

L'exercice qui contribue si puissamment aux bons effets du traitement hydrothérapique, comme d'ailleurs de tout autre traitement, doit toujours être subordonné aux forces des malades ; jamais il ne faut le pousser jusqu'à la fatigue. Il joue un grand rôle dans la curation des affections cérébro-spinales, dans celles de la poitrine, des voies urinaires ; il est très-favorable dans la gastralgie, la gastroentéralgie ; mais il l'est moins dans la gastrite et la gastro-entérite chronique.

La locomotion est préférable à tous les autres exercices; les douleurs de rhumatisme fixées dans les muscles disparaissent souvent par leurs mouvements ; dans les artrites chroniques des extrémités inférieures, un peu de marche est convenable, parce qu'elle favorise la sécrétion des sinoviales, entretient la souplesse des ligaments, et prévient leur raideur et l'ankilose des articulations ; mais il ne faut pas la porter trop loin, car elle réveillerait les douleurs en augmentant la phlegmasie dont elles sont le symptôme, et qui pourrait passer à l'état aigu.

Le régime doit être substantiel; les aliments azotés doivent en former la base, quand l'état des organes digestifs le permet; mais rien encore d'absolu dans cette partie du traitement hydriatrique. Il est certain que la nature des aliments doit être en rapport avec celle des maladies, la constitution et le tempérament des sujets. Ce serait très-mal comprendre cette méthode curative que de les soumettre à la même nourriture, aux mêmes boissons, comme cela a lieu dans la plupart des établissements qui suivent en cela les errements de Graefenberg. Comment peut-on penser à alimenter des malades d'une constitution vigoureuse, d'un tempérament sanguin, d'une organisation, en un mot, qui tend à donner aux maladies inflammatoires une grande force de résistance, comme ceux dont la débilité constitutionnelle ou provenant de longues souffrances est la cause qui s'oppose le plus à leur guérison ? Le goutteux, le scrofuleux, la chlorotique, l'hystérique ne peuvent être nourris de la même manière. Pour nous, nous ne craignons pas de donner du vin, du café aux uns, et de sevrer les autres de ces boissons excitantes, différant beaucoup en cela de la plupart des médecins hydrothérapeutes.

On comprend combien toutes ces modifications rendent souvent le traitement difficile et justifie ce qu'en a dit M. Fleury : « Il est impossible de ramener à une formule, à un procédé opératoire invariable, l'usage de l'eau froide, employée comme agent de la médication réfrigérente. On voit que les conditions d'application sont entièrement abandonnées à l'appréciation et à la sagacité du médecin ; que les effets sont modifiés dans des limites très-étendues, et même du tout au tout par une multitude de circonstances très-faciles à apprécier ; qu'il est peu de méthodes thérapeutiques qui exigent autant d'instruction, d'habileté, de tact et de soin [1]. »

De l'association de l'Hydrothérapie avec quelques autres moyens thérapeutiques.

L'hydrothérapie n'est pas une panacée universelle ; bien des maladies échappent à son action ; c'est une puissante médication qui, dans la grande majorité des cas, se suffit à elle-même, mais qui ne doit pas rejeter, comme cela avait lieu à Graefenberg, les autres modificateurs de l'économie, quand ils peuvent hâter ses effets ; nous dirons plus, elle ne doit parfois que leur servir d'auxiliaire.

C'est dans cette pensée que nous avons ajouté, dans notre établissement, aux moyens ordinaires de cette méthode, des bains et des douches de vapeur, dont les résultats dans certaines maladies nous ont paru plus prompts, plus décisifs que ceux que donnent les procédés hydrothérapiques ordinaires. Ainsi, dans les névralgies, maladies si souvent rebelles, ces moyens ne nous ont pas fait défaut une seule fois et sont venus justifier complétement ce que dit le

[1] *Traité de l'Hydrothérapie, etc.*

docteur Lambert dans son traité sur *l'hygiène et la médecine des bains russes et orientaux.* « Les bains d'étuve sont plus heureux que tous les antispasmodiques et opiacés qu'on oppose d'ordinaire aux névralgies, car ils réussissent presque constamment. Lorsqu'une névralgie récente est attaquée de bonne heure par les bains russes, très-souvent elle disparaît comme par enchantement. Si elle a déjà quelque durée, après les premiers bains, les douleurs changent ordinairement de place, se divisent ou deviennent aiguës ; dans ce dernier cas, elles prennent souvent un caractère d'intermittence. Dans les névralgies chroniques, le malade doit prendre sa première série de bains sans interruption, et si du sixième au huitième il n'y a pas eu de changement sensible, il est bon de recourir à la douche de vapeur pour chercher à déterminer quelque crise favorable. Dès qu'on a atteint ce but, on est presque sûr de triompher de l'affection, quelle que soit sa chronicité ; ou les douleurs devenues plus intenses disparaissent tout à fait, ou après s'être calmées, elles se font sentir de nouveau pour se dissiper encore et ne plus revenir.[1] »

M. Lambert n'est pas le seul qui ait observé les bons effets des bains de vapeur. MM. Rapou[2] et Bouchancourts[3] leur ont reconnu de grands avantages dans les rhumatismes des muscles et des articulations, dans la goutte, les affections scrofuleuses, les névroses et la syphilis.

Nous employons rarement les bains de vapeur seuls, les faisant presque toujours suivre de la douche de même nature, à laquelle nous pouvons donner beaucoup d'inten-

[1] *Traité de la méthode fumigatoire.*

[2] Observations pratiques sur l'emploi des bains et douches de vapeur dans plusieurs maladies. *Journal des connaissances médico-chirurgicales.*

[3] Observations pratiques sur les bains de vapeur. *Journal des connaissances médico-chirurgicales*, numéro de novembre 1840.

sité, car elle est procurée par un générateur timbré à trois atmosphères ; on en gradue la force à volonté. La douche de vapeur est ordinairement suivie de celle d'eau froide, soit en colonne de force variée, soit en cercles ou en pluie, qui projettent avec force un millier de jets d'eau très-fins dont l'action, fortement excitante, retentit profondément sur toute l'économie ; enfin, aux moyens précédents, nous avons joint le *massage*, bien qu'il ne se rattache pas essentiellement aux procédés hydrothérapiques, parce que, dans bien des cas, nous en avons observé de bons effets. Voici comme il est apprécié par MM. Trousseau et Pidoux, dans leur Traité de Thérapeutique. « *Le massage*, en tant que moyen hygiénique, est employé chez presque tous les peuples de l'Orient et dans le nord de l'Europe. Les personnes qui s'y soumettent prétendent éprouver, par cette manœuvre, une indicible sensation de bien-être et d'excitation ; il leur semble que l'élasticité musculaire de la jeunesse se réveille sous les mains qui les pressent, que le jeu de toutes les fonctions s'exerce plus librement ; la fatigue surtout, qui résulte de l'abus de la marche, de la veille, disparaît pendant l'acte même du massage. Il est difficile de croire qu'un pareil moyen n'ait pas une influence puissante sur l'homme malade ; aussi est-il d'expérience que dans les rhumatismes aigus non fébriles, dans les rhumatismes chroniques, dans les paralysies qui sont en voie de guérison, cette médication est suivie d'un heureux résultat. »

L'hydrothérapie peut faciliter la guérison en s'associant à des médicaments qui ont une action spéciale sur les maladies, en augmentant la vitalité de l'organisme. Elle vient puissamment en aide aux ferrugineux dans la chlorose, et dans l'anémie indépendante de toute perte de sang.

D'après les expériences faites à l'hôpital Saint-Louis par

MM. Devergie et Gibert, sur l'invitation de l'administration des hôpitaux de Paris, on a retiré de grands avantages de l'hydrothérapie, exclusivement mise en usage contre des dermatoses très-rebelles, bien que les procédés dont on s'est servi laissassent beaucoup à désirer; nous aurons occasion d'en parler plus loin. On ne peut douter, d'après les effets obtenus, qu'ils n'eussent été plus satisfaisants encore, si concurremment avec cette méthode thérapeutique, on eût fait usage des médicaments les plus efficaces dans ces sortes d'affections; c'est, au reste, croyons-nous, ce qui a lieu maintenant pour celles qui sont réfractaires aux médicaments seuls.

Ce que nous disons du traitement des dermatoses rebelles s'applique parfaitement aux affections syphilitiques. Quand elles sont primitives, M. Schedel regarde l'hydrothérapie comme le traitement le plus certain, parce qu'elle offre le plus de garantie pour expulser de l'économie le virus qui leur a donné naissance; nous ne pouvons cependant partager entièrement l'opinion de ce judicieux observateur. Mais dans les affections syphilitiques secondaires ou tertiaires, les médicaments spéciaux, les mercuriaux, l'iodure de potassium, joints aux procédés hydriatriques, offrent les plus grands avantages. En pareil cas, dit M. le docteur Fleury, j'ai toujours recours aux spécifiques, en leur associant la sédation et les douches froides générales, et je m'en suis constamment bien trouvé[1].

Des diverses médications qu'offre l'hydrothérapie.

Ce que nous avons dit jusqu'à présent démontre que les procédés hydrothérapiques fournissent :

[1] *Traité d'Hydrothérapie.*

1° Une médication sudorifique, dépurative, par l'emploi extérieur du calorique;

2° Une médication sédative, *directement* anti-phlogistique par l'action assez prolongée du froid pour empêcher la réaction;

3° Une médication excitante, révulsive, *indirectement* antiphlogistique, obtenue par l'action du calorique, l'exercice musculaire et l'application peu prolongée de l'eau froide. Nous allons démontrer maintenant que l'emploi simultané de toutes les parties qui composent cette méthode thérapeutique peut obtenir indirectement une *médication reconstitutive*, applicable au sang altéré par les changements survenus dans les proportions des principes organiques qui le constituent, et par suite, remédier à des affections liées à certaines conditions des systèmes lymphatique et nerveux dépendantes de cette altération du sang.

Des effets du traitement hydrothérapique dans les maladies du système sanguin et lymphatique.

Si l'on pouvait douter un seul instant que le sang pût devenir l'excipient de matières morbifiques que l'organisme tend à éliminer du corps par la force médicatrice qu'il possède, on ne pourrait certainement pas nier qu'il ne soit parfois altéré dans sa composition, car nous possédons des moyens d'investigation qui nous le prouvent : ces moyens sont les analyses chimique et microscopique. « Chez les différents individus d'une même espèce, dit M. Andral, supposés toujours à l'état sain, les divers principes du sang peuvent présenter dans les quantités des variétés qui toutefois restent toujours renfermées dans de certaines limites. Il en résulte, pour chacun de ces principes, un maximum et un minimum au-dessus et au-dessous desquels l'état physiologique ne peut plus exister; tandis que cet état est compatible avec ce maximum et ce minimum, ainsi qu'avec tous les chiffres intermédiaires.

« La moyenne de la fibrine dans le sang de l'homme est à l'état physiologique de 3/1000. J'ai montré ailleurs que la valeur de ce chiffre ne pouvait pas être atténuée par d'autres nombres qui ont été donnés par quelques expérimentateurs comme représentant la quantité normale de la fibrine dans le sang. Chez les individus bien portants, la fibrine peut osciller autour de cette moyenne de manière à descendre jusqu'au chiffre 2,5, ou à remonter jusqu'au chiffre 3,5, sans que l'état physiologique soit détruit; il y a même quelques personnes qui, sans être malades, peuvent avoir dans le sang jusqu'à près de 4 en fibrine, ou chez lesquelles ce principe peut s'abaisser jusqu'à près de 2; mais ce sont là, il faut le reconnaître, des maxima et des minima fort rarement compatibles avec l'état physiologique; on doit les regarder comme des espèces de chiffres exceptionnels qui n'appartiennent qu'à de véritables idiosyncrasies.

« En prenant 127/1000 comme le chiffre qui représente la moyenne des globules dans le sang de l'homme, on trouve dans l'état pathologique pour maximum des globules le chiffre 140 et pour minimum 110; mais le maximum 140 est lié à l'état pléthorique qui, en se développant, devient état malade. La force de la constitution est la condition de l'économie qui contribue le plus à élever les globules vers leur maximum, tandis que la faiblesse congéniale ou acquise est la condition qui les abaisse vers leur minimum.

« Les matériaux solides du sérum, dont la presque totalité est formée par de l'albumine, présentent, au-dessus et au-dessous de leur moyenne 80, un certain nombre de chiffres qui sont également compatibles avec la conservation de la santé; mais il y a aussi pour ces matériaux, et par conséquent pour l'albumine, un certain degré d'abaissement que je n'ai jamais rencontré sans qu'il y eût maladie[1]. »

Sans parler de l'altération du sang due à l'augmentation ou à la diminution des matériaux inorganiques qu'il tient naturellement en dissolution et qui peut être cause de maladies; sans parler de son intoxication par les miasmes tels que ceux de la peste, du choléra, de la fièvre jaune, du charbon, contre lesquels l'action de l'hydrothérapie serait, pensons-nous, stérile; nous voyons que ce fluide peut être affecté dans sa composition par les différences qui surviennent dans les proportions de ses principes organiques, c'est-à-dire de l'albumine, de la fibrine et des globules; or, dans ces cas, la méthode thérapeutique de Priessnitz peut avoir la plus heureuse influence en faisant rentrer ce fluide dans son état physiologique.

Les causes morbides qui agissent sur le sang, sans en changer la nature, sont prochaines ou éloignées : les premières résident dans l'air ou dans les matériaux alibiles des aliments versés dans la circulation; les autres sont dues à l'influence qu'exercent sur lui les tissus enflammés; toutes peuvent changer assez les proportions des éléments qui le composent pour le faire sortir de son état naturel; les premières de ces causes déterminent la pléthore que caractérise une augmentation considérable des globules, disposition qui n'est pas, sans doute, la maladie même, mais qui favorise beaucoup celles de nature inflamma-

[1] Andral, *Essai d'hématologie pathologique*

toire; ou un état opposé, comme cela a lieu dans l'anémie, la chlorose, le scorbut, affections dans lesquelles le nombre des globules peut descendre de la moyenne 141 au chiffre 28. Les secondes, celles dues aux phlegmasies, surtout des tissus séreux, fibreux, et des grands viscères, comme les poumons, n'agissent plus sur les globules, mais sur la fibrine, dont elles augmentent la proportion, qui est en moyenne de 3, jusqu'à la faire osciller entre 8 et 9; c'est l'état couenneux du sang, qu'on ne rencontre jamais que lorsqu'un organe ou un tissu organique est enflammé; or, ce changement survenu dans sa composition, ne peut guère arriver sans le constituer à l'état de maladie.

Si les phénomènes morbides que cette modification dans la composition du sang occasionne ne sont pas aussi marqués que ceux qu'on observe quand les globules sont plus nombreux qu'ils ne doivent l'être, c'est qu'ils se confondent avec ceux de la phlegmasie, cause de l'augmentation de la fibrine; souvent une seule articulation atteinte, sans gravité, d'une inflammation aiguë, s'accompagne d'un trouble, dans la circulation, plus grand que ne semble le comporter l'inflammation locale. N'est-il pas à croire, que dans ce cas, la très-grande activité des fonctions du cœur tient moins à l'influence sympathique de l'articulation malade sur ce viscère qu'à l'impression qu'il éprouve du contact d'un sang qui n'est pas dans son état physiologique? Nous le pensons, c'est ce qui nous porte à croire que toute maladie locale grave ou de longue durée influe toujours indirectement sur tout l'organisme par les modifications qu'elle apporte dans la composition du sang.

Les bons résultats de l'hydrothérapie dans ces affections s'expliquent facilement, car ses effets les plus remarquables sont d'animer toutes les fonctions, principalement celles des organes digestifs ; ce qu'annoncent la faim souvent extraordinaire qu'éprouvent les malades et la facilité avec laquelle ils digèrent ; or, l'on sait que l'inappétence est l'un des symptômes les plus marqués des maladies qui caractérisent l'appauvrissement du sang ; dès-lors, on conçoit que les globules de ce fluide, augmentés par des matériaux réparateurs puisés dans les aliments qu'il reçoit avec plus d'abondance, le reconstituent, et que les forces renaissent. Cette influence du traitement est telle, que souvent, dans les affections qui résistent à son action, qui doivent même avoir une terminaison funeste, on voit encore un mieux survenir pendant quelque temps, relever le courage du malade, et donner au médecin même un espoir qui ne doit pas se réaliser. Dans la phthisie pulmonaire, par exemple, le traitement arrête les sueurs colliquatives, réveille l'appétit et par suite les forces du malade ; mais ce mieux n'est que passager, car la tuberculisation continue sa marche ; avec ses progrès, tous les symptômes, momentanément suspendus, reviennent pour ne plus s'arrêter.

Ces considérations s'appliquent également aux affections propres au système lymphatique. Chez les sujets de ce tempérament les globules du sang sont au-dessous de leur nombre moyen, tandis que le sérum est en trop grande quantité. Le traitement hydriatrique, dans ce cas encore, en activant l'exercice fonctionnel de tous les organes, et surtout de ceux qui président à la digestion, en éveillant fortement la faim, en permettant de faire des aliments azotés la base de la nourriture, en facilitant l'absorption des matériaux assimilables et très-nutritifs qu'ils renferment, augmente le nombre des globules et la quantité de fibrine, tandis que celle du sérum diminue. C'est donc un puissant auxiliaire dans la curation de toutes les maladies qui se rattachent à cette disposition constitutionnelle ou acquise.

Quant aux changements survenus dans les proportions des principes du sang par l'effet des phlegmasies qui toujours augmentent sa fibrine, c'est en dissipant les inflammations, c'est-à-dire les causes, que les procédés hydrothérapiques ramènent le sang à son état naturel.

Des effets de l'Hydrothérapie dans les maladies du système nerveux.

Trois genres de maladies distinctes peuvent affecter les nerfs ; ce sont : *la névrite, la névralgie* et *la névrose.* Dans la première, il y a inflammation du névrilème ou de la substance médullaire, ou des deux en même temps. Les symptômes les plus marqués de cette affection sont une douleur dilacérante continue, suivant le trajet du nerf dans une étendue plus ou moins grande, et la fièvre ; ses caractères anatomiques sont la rougeur, l'épaississement et la friabilité. Dans la seconde, il y a également douleur ; mais elle est moins violente, cesse et revient par intervalles, ne trouble point la circulation, du moins dans les grosses artères, et ne détermine aucune altération dans les tissus malades. La troisième n'est accompagnée ni de douleurs ni de fièvre, et se caractérise par un désordre fonctionnel plus ou moins prononcé de l'organe qui en est le siége, d'où il s'étend au loin dans l'économie, en affectant plus particulièrement les muscles de la vie de relation.

C'est par la sédation et la révulsion que l'hydrothérapie combat la névrite et la névralgie ; mais c'est par un autre mode d'action qu'elle peut triompher entièrement des névroses, dont plusieurs, toutefois, résistent complétement à son influence.

Ces dernières maladies se lient presque toujours à un état général dû à la prédominance du système nerveux, qui est le plus souvent la conséquence de l'affaiblissement du système sanguin. « Dans beaucoup de cas de névroses, dit M. Andral, on trouve que le sang est remarquablement pauvre en globules; or, on sait de reste que ce sont les globules qui, par l'élévation ou l'abaissement de leur chiffre, marquent dans le sang la force ou la faiblesse de la constitution. Si l'on diminue encore ces globules, soit par des saignées, soit par une alimentation insuffisamment réparatrice, on accroîtra, à coup sûr, le désordre nerveux; que, si on procède en sens inverse, il y aura grande probabilité que le désordre nerveux diminuera [1]. »

Les névroses sont l'apanage des individus faibles, peu colorés, d'une grande susceptibilité physique et morale, dont les facultés des sens et de l'entendement ont souvent pris un grand développement; aussi les observe-t-on plus particulièrement chez les femmes. Sans parler des maladies qui leur sont propres, comme l'hystérie, elles sont plus sujettes que les hommes à l'épilepsie, la catalepsie, la coqueluche, les palpitations indépendantes des lésions organiques du cœur, la chlorose, l'anémie essentielle, la syncope, les dépravations de l'appétit, les vomissements nerveux. M. Cœur, professeur à l'école de médecine de Caen, a constaté que les convulsions idiopathiques ou symptomatiques étaient plus communes chez les filles que chez les garçons, dans la proportion de 3 à 1.

L'hydrothérapie n'a aucune action favorable sur une partie des maladies de cet ordre; elle peut, au contraire, triompher des autres beaucoup mieux que ne pourrait le faire toute autre médication, en calmant, pendant les accès

[1] *Essai d'hématologie pathologique.*

que presque toutes présentent, l'éréthisme nerveux de l'organe malade, par exemple, dans l'hystérie, à l'aide des lavements d'eau froide; mais, ce qui vaut beaucoup mieux, en prévenant leur retour par les changements qu'elle détermine dans l'organisation, quand tous ses procédés sont employés à la fois, et le sont pendant un temps suffisamment prolongé pour influencer profondément l'organisme; car, les tempéraments sont susceptibles d'être modifiés et même de se produire, en quelque sorte, artificiellement, ce dont on ne peut douter; eh! bien, ils le seront plus efficacement par l'hydrothérapie que par tout autre moyen; mieux que tout autre traitement, en activant les fonctions des organes digestifs, presque constamment languissantes chez les individus sujets aux névroses, elle rendra au sang la fibrine et les globules rouges qui lui font défaut dans ces cas, et fortifiera les muscles de la vie de relation; or, la force des systèmes sanguin et musculaire accrue, la prépondérance du système nerveux tombera, et par suite, les maladies que cette prépondérance occasionne: l'athlète n'a pas de vapeurs.

Quelle est la saison la plus favorable au traitement hydrothérapique?

Par les changements qui s'opèrent parfois dans sa composition, mais plus encore par ceux qu'il éprouve dans ses propriétés physiques, l'air exerce sur nous une immense influence qui a été, de tout temps, un objet d'étude pour le médecin. La chaleur seule de ce fluide, sa chaleur combinée avec la lumière, ses différents degrés de froid, le froid et la chaleur combinés avec son humidité ou sa sécheresse, la quantité plus ou moins grande d'électricité qu'il renferme, mais principalement les vicissitudes ou brusques variations que ces différents états éprouvent, sont les causes les plus fréquentes de nos maladies ; aussi les maladies ne sont-elles jamais plus nombreuses qu'aux saisons nouvelles, surtout quand elles sont marquées par de grandes différences dans la température de l'air.

Comme ces variations de l'atmosphère sont beaucoup moins fréquentes, moins prononcées aux solstices qu'aux équinoxes, on peut considérer l'été et l'hiver comme les saisons où la santé est plus assurée; c'est en effet ce qui a lieu ; mais comme les solstices sont les époques où la température est plus élevée dans l'un et plus basse dans l'autre, ce sont aussi les saisons ou ces deux états opposés exercent une action favorable ou contraire sur l'organisme, et par suite sur les maladies.

Toutes les affections de nature inflammatoire, qui, à elles seules, forment, soit à l'état aigu, soit à l'état chronique, plus de la moitié de toutes celles connues, sont beaucoup plus actives, tendent davantage à s'aggraver, à se prolonger, pendant l'hiver que pendant l'été, époque où la chaleur qui favorise le mouvement des fluides du centre à la circonférence, tend à calmer, à faire disparaître ces maladies par sa seule influence. Ce que nous disons des affections qui ont l'inflammation pour cause, s'applique également à la classe nombreuse des névralgies, aux maladies de la peau ; aussi l'été est-il la saison des eaux minérales, et celle qu'on choisit de préférence pour le traitement des affections cutanées et syphilitiques; les névroses et les vésanies sont les seules auxquelles la chaleur élevée de l'atmosphère paraît être contraire.

L'été est donc la saison la plus convenable au traitement des maladies ; cependant Priessnitz préférait l'hiver pour l'application du sien, et M. le docteur Fleury partage cette manière de voir.

Pour nous, nous ne pouvons l'adopter ; il est certain que

l'hydrothérapie, de même que la plupart des autres traitements, a plus de chances de succès l'été que l'hiver; mais elle peut, elle doit être, dans bien des cas, employée dans cette dernière saison, comme d'ailleurs pendant les temps froids et humides, par la raison qu'il importe de s'opposer aux progrès que font presque toutes les maladies quand l'abaissement de la température atmosphérique tend à refouler les fluides de la périphérie au centre; c'est-à-dire à leur faire éprouver un mouvement contraire à ce qui a lieu quand il fait chaud. Ce n'est pas là le moindre des avantages qu'offre cette méthode curative, que de pouvoir être mise en usage dans toutes les époques de l'année. Que de maladies deviennent incurables, mortelles, parce qu'on a laissé le temps à l'inflammation, dont elles sont l'effet, d'altérer les parties où elles siégent, au point de ne plus pouvoir les faire rentrer dans leur état normal! Ainsi, nous pensons que l'hydrothérapie aura des résultats plus prompts, plus prononcés dans l'été que dans la mauvaise saison; mais nous disons que son emploi, à cette époque, offre encore un précieux avantage, celui d'empêcher les maladies de faire des progrès, s'il ne parvient pas à les guérir complétement.

On a refusé aux eaux minérales les propriétés médicales que des siècles d'observation leur ont reconnues; les voyages, a-t-on dit, l'espoir de rétablir sa santé, les changements de nourriture, de climat, les sensations nouvelles, agréables, que produisent la vue d'un beau ciel, de beaux sites, la douce température de l'atmosphère, les distractions de toute nature qu'on trouve dans les établissements thermaux, les passions même qui souvent s'y éveillent, voilà les causes qui changent, bouleversent les habitudes d'incommodités et peuvent arrêter la marche des maladies, sinon les guérir, en reportant sur des organes moins importants à la vie que ceux affectés l'excès de vitalité dont ceux-ci étaient le siége, et pour lequel on va demander aux eaux minérales des secours que par elles-mêmes elles ne peuvent donner.

Sans contester le moins du monde l'effet salutaire qu'exercent sur l'organisme toutes les causes dont nous venons de parler, qui satisfont à la fois le cœur et l'esprit, impriment momentanément à tous les organes une excitation favorable à la santé, nous dirons qu'on a tort de croire que les modificateurs que les eaux minérales renferment ne puissent par eux-mêmes exercer une influence favorable sur l'économie malade ; nous avons été médecin d'un établissement thermal, et nous y avons vu des résultats qu'on ne pouvait certainement pas attribuer aux circonstances dont nous venons de parler ; mais ce qui est vrai, ce qui a été observé dans tous les temps, c'est que si les guérisons ne sont pas complètes, ce qui a lieu dans la très-grande majorité des cas, même pour les eaux minérales les plus en réputation, l'amélioration obtenue se dissipe au bout de quelque temps, et les malades reviennent graduellement à l'état où ils étaient avant de faire usage de ces eaux ; cela ne peut être autrement.

Une saison d'eau minérale s'étend de vingt à trente-cinq jours au plus ; après ce temps, elle est sans effet ; il semble que l'économie, saturée des agents minéralisateurs qu'elle renferme, ne peut plus en recevoir de modifications ; eh bien ! comment peut-on croire qu'une maladie grave, qui aura mis souvent plusieurs années pour se développer, puisse se dissiper dans un laps de temps aussi court ? Comment peut-on penser qu'une inflammation, par exemple, qui aura envahi tout un organe, qui, même sans le désorganiser, aura plus ou moins altéré son tissu, pourra se résoudre dans l'espace de vingt ou trente jours ? Cela est physiologiquement impossible. Qu'arrive-t-il dans ces cas? Par l'effet des modificateurs que renferment les eaux, les parties les plus récemment atteintes par la phlegmasie rentrent dans leur état normal, et une amélioration se fait remarquer dans la santé; mais cet état morbide résiste dans celles qu'il a atteintes les premières et où il a déjà, depuis un temps plus ou moins long, altéré les tissus; puis, quand les malades rentrent dans les conditions ordinaires de leur existence, quand reviennent les temps froids et humides de l'automne, l'affection reprend sa marche ascendante, envahit de nouveau les parties qu'elle avait abandonnées, et les malades, après un certain temps, se retrouvent dans le même état où ils étaient avant d'aller prendre les eaux, auxquelles ils ont cependant encore recours les années suivantes, par le souvenir du bien momentané qu'ils ont éprouvé, jusqu'à ce que l'aggravation du mal leur démontre l'impuissance de cette médication. Oui, voilà comment les choses se passent presque toujours dans les maladies graves. Nous verrons qu'il n'en est pas de même avec le traitement hydrothérapique, parce qu'il peut se continuer jusqu'à la disparition complète de la maladie.

De l'innocuité de l'hydrothérapie.

Lorsqu'un simple courant d'air est la cause d'un corizza, d'une bronchite; lorsque le passage d'un milieu chaud dans un milieu froid détermine une vive inflammation des plèvres, des poumons, d'une ou de plusieurs articulations; quand, en un mot, une brusque transition de température est une des causes les plus fréquentes de nos maladies, comment se fait-il qu'on puisse impunément, comme cela a lieu dans la méthode de traitement qui nous occupe, le corps étant couvert de sueur, le soumettre brusquement à un froid de 7° ou 8° — 0, et même souvent à un froid plus grand, sans qu'il en résulte d'inconvénients graves? Ce n'est pas l'hydrothérapie qui nous a montré qu'il en peut être ainsi; ce sont les usages de peuples qui ont fait entrer dans leur hygiène ces grands et brusques passages du chaud au froid. Le Russe se roule dans la neige en sortant d'un bain de vapeur; Sanchez et Acorbry rapportent avoir vu des Finlandais passer subitement de 60° Réaumur à 0 de la glace fondante. Cette faculté tient-elle chez ces peuples à leur peu de sensibilité physique due au froid rigoureux dans lequel ils vivent une grande partie de l'année? Non, certainement, car cette habitude se remarque également chez des peuples du Midi. Brun, au rapport de Macquart, assure qu'en Nubie, la pratique de se jeter dans les fleuves, tout en sueur, n'a rien de fâcheux; et nous rappellerons ce que déjà nous avons dit à ce sujet, que les Romains, sous l'empire, étaient dans l'usage de passer de la vapeur dans l'eau froide, comme l'indiquent les deux vers de Sidoine Apollinaire que nous avons rapportés, et plus encore, les thermes découverts à Pompeï. On voit donc que cette coutume n'est pas nouvelle; elle était suivie chez plusieurs peuples quand l'hydrothérapie s'en est emparée pour l'appliquer au traitement des maladies; et comme elle a maintenant plus de trente années d'existence, qu'elle se pratique partout, il faut bien qu'elle n'offre pas les inconvénients qu'on redoute, car elle n'aurait pu s'établir, pas plus que ne se serait établi l'emploi des bains du même genre chez les Romains et chez les Russes, bien qu'ils ne fussent pour eux que des moyens d'hygiène.

Reste toujours à expliquer pourquoi le passage dans des milieux de température différente offre des dangers dans certains cas et non dans d'autres ; cela est facile : c'est que tantôt les mouvements corporels maintiennent ou rappellent à la périphérie le sang que le froid tend à refouler au centre ; tantôt, le corps restant en repos, rien ne s'oppose à ce que ce phénomène s'accomplisse ; de là les inflammations qui souvent surviennent. Quelque chaleur que vous ayez, ne craignez pas de vous exposer au froid le plus vif, mais marchez, vous n'aurez rien à redouter.

C'est ainsi que procède l'hydrothérapie; jamais d'ailleurs, dans le commencement du traitement, les fortes transitions du chaud au froid ne se font brusquement; ce n'est que graduellement que les malades y arrivent; et d'autant plus lentement qu'ils sont plus faibles, plus impressionnables ; en agissant ainsi, jamais je n'ai vu le moindre accident, le plus léger inconvénient ; il y a plus : les malades ne tardent pas à se trouver plus forts, plus dispos, immédiatement après chaque séance, que dans tout autre moment de la journée.

III

PARTIE CLINIQUE.

De l'hydrothérapie dans les maladies aiguës.

Il n'est pas aujourd'hui un praticien qui conteste que l'eau froide ne soit préférable à tous les autres moyens de traitement, par son action sédative, pour guérir la brûlure, l'entorse, pour combattre les accidents inflammatoires, suite des luxations, des fractures, des plaies avec déchirement, en un mot pour traiter la plupart des inflammations par cause externe, et l'ophthalmie. « L'eau froide, dit M. Sichel, est pour ainsi dire indispensable dans un grand nombre de maladies d'yeux. » Mais en est-il de même pour les inflammations aiguës intérieures, pour celles qui ont envahi des organes importants à la vie? Non, bien certainement. Sans doute la méthode de Priessnitz est aussi, dans ces cas, rationnelle, puisqu'elle tend toujours à dissiper cet état morbide par la sédation, la dérivation et son action révulsive; mais il ne suffit pas qu'elle soit rationnelle, il faut encore qu'elle puisse agir assez promptement, assez sûrement pour enrayer la marche de la maladie avant qu'elle ne soit devenue au-dessus des ressources de l'art. Or, nous ne craignons pas de dire que sa puissance n'est pas assez grande, assez rapide dans ces cas très-graves, où souvent quelques heures décident du résultat heureux ou funeste du traitement, pour que l'on puisse aussi sûrement compter sur cette médication que sur d'autres dont l'expérience a démontré l'efficacité, sinon certaine, du moins probable.

Au nombre de ces inflammations, il faut surtout compter la pneumonie aiguë. Si l'hydrothérapie pouvait en triompher facilement, il n'est guère d'autres phlegmasies, quelque graves qu'elles fussent, qui pussent lui résister ; mais nous ne pouvons partager la confiance qu'inspire à beaucoup de médecins allemands ce mode de traitement dans cette affection. « En 1843, dit M. Schedel, lors de la réunion des médecins hydropathes, à Mariemberg, près Boppart, sous la présidence de M. le docteur Schmitz, on agita la question de savoir si l'hydrothérapie pouvait s'appliquer aux inflammations pulmonaire et pleurale. Il y fut décidé, après que l'on eut rapporté beaucoup de faits à l'appui, que ces inflammations, lors même qu'elles étaient parvenues à un haut degré d'intensité, pouvaient être guéries par cette méthode, et à l'exclusion de toute autre. Les opinions offrirent seulement de la divergence sur le point de savoir si les évacuations sanguines devaient ou non être employées concurremment, et sur celui de déterminer quels étaient les procédés hydrothérapiques les plus convenables et les plus efficaces en pareil cas.

« Plusieurs hydropathes assurèrent que, sans saignées, et par la soustraction pure et simple de la chaleur animale au moyen de l'eau, ils avaient guéri, et avec promptitude, ces graves phlegmasies. D'autres, au contraire, ont mis en doute le principe de l'inutilité des saignées dans les cas de pneumonie grave, où le danger de mort est imminent, et où le traitement hydrothérapique n'offre pas des probabilités suffisantes pour prévenir la catastrophe. Cependant, il fut décidé à l'unanimité que, quand même la prudence exigerait d'avoir recours simultanément, dans de certains cas, aux émissions sanguines, cela ne préjugeait rien contre les avantages et la sûreté de l'hydrothérapie.

« Tous les hydropathes furent également d'accord sur l'action favorable des enveloppements dans le drap mouillé, tant comme moyen de sédation du système circulatoire morbidement excité, que comme moyen d'amener les sueurs, et de provoquer des crises salutaires.

« Mais les avis étaient partagés quant au mode d'application de ce moyen si énergique. Ainsi, tandis que les uns, ne voyant d'autre indication que celle de la soustraction du calorique et l'extinction, pour ainsi dire, de l'incendie allumé dans le sang, insistaient sur l'enveloppement général et souvent répété, dans le drap mouillé, afin de soutirer le plus possible de calorique dans un temps donné, les autres soutenaient que cet effet sédatif des enveloppements devait être secondé par des bains de siége dérivatifs de 10 à 12° R., et qu'il fallait prolonger pendant des heures entières, jusqu'à ce que le frisson fût passé. L'on objecta à ces derniers : 1° que puisque la question même de savoir si les bains locaux agissaient comme moyen dérivatif sur la masse du sang restait encore indécise, à plus forte raison pouvait-on mettre en doute l'effet dérivatif d'un bain de siége plus ou moins froid dans le cours d'une pneumonie; 2° que, comme selon toutes les apparences, l'emploi du bain de siége occasionnait une congestion (courte il est vrai) vers la poitrine, il serait plus rationnel de chercher à obtenir cette action dérivative en agissant sur toute la surface du corps au moyen d'enveloppements dans le drap mouillé, suivis d'ablutions et de frictions faites sur toute la surface cutanée avec de l'eau dégourdie.

« Dans le congrès des médecins hydropathes de 1844 (nov.), la question si importante de l'emploi de cette méthode dans les affections aiguës des poumons et des plèvres, ne me paraît pas avoir fait de notables progrès. Un seul des membres de cette réunion, M. le docteur Van Mayer, a rapporté onze cas d'inflammation des poumons à diverses périodes, traités dans le cours de l'année précédente, par lui-même et avec succès, bien que les malades se trouvassent dans la force de l'âge. Depuis neuf ans, ce médecin assure n'avoir pas fait tirer une goutte de sang dans le traitement des maladies aiguës. Un autre membre, le docteur Parou, a également cité un cas de guérison de pneumonie par les compresses rafraîchissantes et l'eau froide en boisson. Mais il y a loin de ces quelques faits, cités de mémoire, à un travail régulier, complet et accompagné de preuves capables d'entraîner une conviction réfléchie.

« Il résulterait de tous ces détails que la sédation et les transpirations assurent le succès du traitement hydrothérapique dans la pneumonie comme dans beaucoup d'autres maladies aiguës où ce moyen réussit. »

M. Schedel juge assez sévèrement, et avec raison, les opinions émises pendant le congrès par des médecins partisans de la méthode curative de Priessnitz. En France, cette pratique n'a pas été suivie en pareil cas; M. Scoutteten, tout en rapportant une observation qui semble la justifier, la regarde comme étant d'une hardiesse blâmable; M. Baldou est presque le seul qui lui accorde plus de confiance: il consigne dans son ouvrage, à l'appui de sa manière de voir à ce sujet, deux faits de sa pratique auxquels il donne une importance qui peut être contestée.

Jusqu'à ce qu'une observation rigoureuse nous ait démontré l'efficacité de l'hydrothérapie dans la pneumonie aiguë, nous resterons sur la réserve, et préférerons la combattre par les saignées et l'émétique, dont la pratique constate chaque jour les avantages dans cette maladie, d'autant plus que le malaise et la gêne de la respiration dans ces cas rendent l'exécution des procédés hydrothérapiques très-difficile.

Toutefois, en admettant que tous les faits qu'on a rapportés en faveur de l'utilité de ces moyens de traitement dans la pneumonie aiguë n'aient pas la valeur qu'on leur ait donnée; en pensant que dans tous ces cas l'inflammation était bornée à une partie peu étendue d'un seul poumon, ils n'en démontrent pas moins le rôle important que joue l'augmentation de la chaleur vitale dans les maladies; car c'était vers elle que toujours le traitement était dirigé; c'était par sa soustraction à l'aide de fréquents enveloppements de draps mouillés dans de l'eau, dont la température variait de 12 à 20° R., que l'on parvenait à ralentir la circulation, et à amener graduellement la cessation des symptômes les plus caractéristiques.

Ce que nous venons de dire de la phlegmasie aiguë des poumons s'applique également à celle des autres grands viscères; le danger est dans ces cas trop pressant pour ne pas recourir tout de suite aux moyens les plus énergiques afin d'en arrêter la marche.

L'eau froide est un puissant auxiliaire, et parfois le principal agent de traitement dans l'inflammation des membranes séreuses. Elle est indispensable à l'état de glace dans l'arachnoïdite de la convexité; elle ne l'est pas moins dans celle de la base, propre aux enfants, appelée improprement hydrocéphale aiguë.

Dans un mémoire couronné en 1829 par la Société

d'émulation médicale de Paris, en réponse à cette question : *Est-il des cas où la mort puisse survenir sans lésion organique appréciable?* nous avons prouvé qu'elle était toujours due à une inflammation des méninges de la base. Ce travail devint le fondement d'un ouvrage plus important que nous avons publié en 1832[1], dans lequel nous consignons treize observations de cette maladie, dont la guérison était en grande partie due à l'application de la glace, faite promptement, d'une manière large et continue, principalement à l'occiput, point le plus rapproché du siége de l'inflammation. Depuis la publication de ce traité, nous n'avons jamais cessé d'employer ce moyen avec les saignées locales et les révulsifs, en pareil cas, et nous avons été assez heureux pour perdre peu de malades atteints de cette affection, si souvent funeste cependant. Dans le moment même où nous écrivons, nous donnons, avec notre confrère Marbotin, des soins à un enfant affecté de cette maladie, qui s'était présentée avec les symptômes les plus alarmants ; il est resté constamment pendant vingt jours la tête appuyée sur de la glace, et nous ne doutons pas qu'il ne doive en grande partie sa guérison, aujourd'hui assurée, à ce puissant sédatif.

Si les réfrigérants étaient employés d'une manière moins timide, dans ce cas, qu'ils ne le sont ordinairement, on en obtiendrait de meilleurs effets; une fois commencés, on ne doit plus les discontinuer un seul instant, tant que le pouls est fort, fréquent, et que la chaleur de la peau est élevée; car sans cela la révulsion locale qui suit sa suppression vient raviver l'inflammation qu'elle tend à éteindre. Qu'a-t-on d'ailleurs à craindre de cette application loca-

[1] *De la nature et du traitement de la maladie dite hydrocéphale aiguë* (*méningo-encéphalite*). 2e édit. in-8o, chez J.-B. Baillère, à Paris.

lisée du froid? Pourrait-on citer un seul fait qui prouvât que les tissus qui en reçoivent l'influence en ont été altérés? Non, bien certainement, car l'action organique n'est toujours que trop active dans ceux qui avoisinent le foyer de l'inflammation, où il ne parvient pas toujours, s'il est profondément situé; par exemple dans la méningite de la base chez les enfants, la phlegmasie siége presque toujours vers les syssures de Sylvius, les couches optiques, le mésocéphale, les corps striés, c'est-à-dire dans la partie la plus profonde de l'appareil cérébral; on conçoit dès lors qu'il faut que le froid soit très-grand, et d'une action très-prolongée, pour se faire sentir jusqu'au point de départ de la maladie.

Peu d'affections aiguës sont aussi graves que la péritonite, surtout celle qui survient à la suite des couches, et qui est le plus souvent mortelle. C'est assez dire que les moyens de traitement de la médecine ordinaire sont sans grande efficacité dans ces cas. Tanchou avance, dans son *Traité du froid et de ses applications dans les maladies*, que l'emploi de la glace sur l'abdomen, dans la péritonite, lui avait constamment réussi. Les ouvrages sur l'hydrothérapie ne rapportent aucune observation de cette maladie, combattue par cette méthode; je n'ai pas eu l'occasion d'en constater les effets dans cette affection; mais en 1853, le colonel du 6e régiment de dragons, alors à Cambrai, m'a affirmé que, pendant qu'il était en garnison à Metz, sa femme ayant été atteinte d'une péritonite, considérée par les médecins comme devant se terminer d'une manière fatale, il voulut qu'on la traitât par l'hydrothérapie, traitement qu'il avait lui-même suivi à Mariemberg, et que, peu de jours après, la malade était sauvée.

Quoi qu'il en soit, notre opinion n'est pas bien fixée sur l'efficacité de l'hydrothérapie dans la péritonite; cependant en considérant combien peu l'on doit compter sur les autres moyens, nous n'hésiterions pas un instant à la mettre en usage si l'état du malade le permettait ; c'est-à-dire s'il pouvait supporter, sur les parois abdominales, le poids des applications réfrigérantes, et soutenir l'enveloppement dans le drap mouillé. Si l'inflammation du péritoine était bornée à sa partie pariétale, il y aurait, selon nous, les plus grandes chances de succès, car le froid arriverait par contiguïté de tissus assez promptement à la partie enflammée, comme il agit, par exemple, dans l'entorse ; mais le résultat, croyons-nous, serait beaucoup plus incertain, si la phlegmasie était étendue aux épiploons et à la membrane séreuse des intestins, bien que dans ces cas encore on pourrait espérer de bons effets de la forte dérivation opérée sur la peau, et de la sudation qui en est la conséquence.

Nous pensons que les moyens de traitement des méthodes classiques doivent toujours être préférés aux procédés hydrothérapiques quand l'expérience en a démontré l'efficacité, parce que l'application en est plus facile ; aussi nous paraissent-ils plus convenables dans la pleurite, dans la pleuro-pneumonie dont on se rend le plus souvent maître par les saignées locales, générales, et les topiques révulsifs.

Sans recourir à d'autres moyens, l'hydrothérapie combat avec avantage la plupart des inflammations aiguës et et sub-aiguës des membranes muqueuses : le coryza, l'angine simple, la bronchite cèdent facilement à son action ; la gastrite, la gastro-entérite résistent davantage, et plus encore la colite ; mais elle agit très-efficacement dans la vaginite, l'urétrite, la cystite, indépendantes de causes virulentes.

Nous venons de dire qu'on pouvait compter sur les effets

de l'hydrothérapie dans l'angine simple; nous espérons que la médication sédative pourra aussi être heureusement employée dans l'angine couenneuse, d'après les résultats que nous venons d'en obtenir dans deux cas de cette grave affection.

PREMIÈRE OBSERVATION.

Angine couenneuse occupant tout le fond de la gorge; toux croupale, aphonie, cautérisation, vomitif, sulfate d'alumine et de potasse; marche ascendante de la maladie; brusque changement dans le traitement; emploi des réfrigérents; guérison.

Une enfant de dix ans, de M. Douchy, propriétaire à Valenciennes, était à sa campagne de Raisme, lorsque, le 14 février 1855, elle se plaignit d'un mal de gorge. M. Lebreux, officier de santé dans cette commune, appelé aussitôt, reconnut tout de suite le caractère de la maladie, et conseilla de renvoyer, sans perdre de temps, la malade à Valenciennes, en considérant que l'épidémie qui venait de frapper si cruellement le village [1] tendait à une recrudescence; en effet, quelques cas nouveaux venaient de se déclarer, entre autres chez la fille unique du prince d'Aremberg qui, en trois ou quatre jours, avait été enlevée par cette affection.

Je vis la petite malade aussitôt après son arrivée; voici ce que j'observai :

Inflammation légère et étendue au voile du palais, au

[1] Depuis le mois de mars 1853, jusqu'au mois de mai 1854, la commune de Raismes, près Valenciennes, fut frappée d'une épidémie d'angine couenneuse. Sur 2,500 habitants, 90 enfants en furent atteint, et 60, ou les deux tiers succombèrent; c'est ce qui résulte du rapport de M. le docteur Manouvrier, médecin des épidémies de l'arrondissement, rapport consigné dans celui des travaux du conseil central de salubrité du département du Nord, pendant l'année 1853.

pharynx et aux amygdales, qui sont enflées et présentent deux taches grisâtres ; toux rauque, altération prononcée de la voix, pouls à 110, langue légèrement saburrale, un peu rouge à sa pointe.

Je cautérise aussitôt les parties affectées avec un mélange de trois parties d'acide chlorydrique, et d'une de miel rosat; on met un cataplasme émollient autour du cou et l'on donne de l'eau d'orge édulcorée avec le sirop de gomme; diète. La nuit est un peu agitée.

Le 15, à 6 heures du matin, la rougeur du fond de la gorge et du palais est augmentée ; les amygdales sont sensiblement plus grosses que la veille, et recouvertes presque entièrement de la pseudo-membrane caractéristique de cette affection ; la toux est plus fréquente, plus rauque et la voix beaucoup plus altérée; *nouvelle cautérisation, un grain d'émétique, continuation des mêmes moyens de traitement.* L'émétique provoque d'abondantes évacuations.

A une heure de l'après-midi, la fausse membrane est plus étendue : elle a gagné le voile du palais, le gonflement des amygdales est encore augmenté.

A neuf heures du soir, je constate un accroissement sensible dans la maladie : le gonflement des amygdales est tel qu'il ne permet plus d'apercevoir le pharynx ; tout le voile du palais est recouvert de l'exsudation plastique qui caractérise cette maladie ; *je cautérise de nouveau;* la nuit est mauvaise.

Le 16, au matin, l'état de la malade est encore aggravé ; la pseudo-membrane recouvre tout le fond de la gorge et s'avance un peu sur le palais ; la voix est tout à fait éteinte, la toux est croupale, il y a un affaissement général. *Cautérisation, sulfate d'alumine et de potasse dans le miel.*

A une heure, je revois la malade. Décidément l'affection continue sa marche ascendante, et s'étend vers le larynx; tout est à craindre; je change brusquement tout le traitement. *La température de la chambre qui est à 17°, je la fais tomber à 8° ; le cataplasme émollient du cou est remplacé par des compresses fort épaisses trempées dans de l'eau très-froide, et souvent renouvelées; au lieu de l'eau d'orge, on donne de la limonade presque glacée; de petits glaçons d'eau très-pure sont constamment dans la bouche, et la malade se gargarise fréquemment avec l'eau froide ; plus de cautérisation.*

Le soir il y a une amélioration sensible ; la raucité de la toux est diminuée ; il y a un peu de voix ; l'engorgement des amygdales est beaucoup moindre, mais ces parties, de même que le voile du palais, restent couvertes de la pseudo-membrane ; la fièvre est moins vive, l'enfant plus calme. *On persévère dans tous les moyens de traitement*, auxquels la petite malade se soumet très-volontiers ; à chaque instant elle demande de la glace, de la limonade et se gargarise avec l'eau froide. La nuit est bonne ; seulement l'enfant est un peu tourmentée par le réveil fréquent, nécessaire pour l'exécution de son traitement.

Le 17, à huit heures du matin, la membrane muqueuse du voile du palais se montre à nu ; elle n'offre plus que quelques points blanchâtres ; les amygdales sont désenflées, mais encore en partie couvertes de la fausse membrane ; le pharynx n'offre plus rien d'anormal ; la toux est moins fréquente et moins rauque ; la voix est encore un peu altérée ; il n'y a plus de fièvre, la malade demande à manger. *Continuation des mêmes moyens de traitement ;* dans l'après-midi l'on donne quelques cuillérées de bouillon de volaille froid.

Le 19, il ne restait de toute cette grave affection qu'un peu d'altération de la voix.

C'était évidemment à la puissance sédative de l'eau froide qu'était due cette guérison ; car tous les autres moyens avaient été abandonnés, même la cautérisation sur laquelle on compte le plus depuis le travail de M. Bretonneau sur cette inflammation particulière ; mais ce n'était là qu'un fait qui pouvait seulement m'encourager à recourir à la même médication dans une circonstance semblable, sans en pouvoir tirer d'autres conséquences ; un second cas vint bientôt me démontrer encore l'utilité des réfrigérants dans cette fâcheuse affection.

DEUXIÈME OBSERVATION.

Angine couenneuse, recouvrant tout le fond de la gorge; engorgement des glandes maxillaires; épistaxis, toux croupale, altération de la voix ; application des refrigérants; guérison.

M. St..., de Valenciennes, a trois filles, dont deux jumelles de trois ans et demi, et une de dix-neuf mois. Le 19 mars 1855, une des deux premières est atteinte d'angine couënneuse et meurt le troisième jour. La maladie commence le 20 chez la seconde, et je suis appelé en consultation par le docteur Manouvrier, médecin de la maison. Quelque désir que j'eusse d'employer une médication qui m'avait si bien réussi dans un cas semblable, je n'osai la proposer en voyant la malade, chez laquelle l'affection s'était déjà visiblement étendue aux voies de la respiration, et dont l'état général annonçait une fin prochaine. Je ne proposai donc que de légères modifications au traitement, qui, pour cette enfant comme pour sa sœur, avait consisté dans les cautérisations, les vomitifs, les frictions avec l'onguent mercuriel, le proto-chlorure de mercure, c'est-à-dire dans tous les moyens les plus employés depuis l'important écrit de M. Bretonneau sur cette inflammation spécifique. Le 21, la famille avait à déplorer un nouveau malheur.

Dès que la maladie eut commencé chez la seconde fille, on envoya la plus jeune chez des parents à la campagne, à trois kilomètres de Valenciennes, espérant bien la soustraire à cette cruelle maladie; mais il n'en fut point ainsi.

Le 24 suivant, je fus de nouveau appelé pour cette enfant, chez laquelle le docteur Manouvrier avait reconnu, dès la veille, le début de la maladie à laquelle ses sœurs avaient succombé. Au moment de mon arrivée, avec le confrère, près de la petite malade, la gorge était rouge dans toutes ses parties, la muqueuse comme boursouflée, les amygdales volumineuses et recouvertes de l'exsudation particulière à cette inflammation, la toux était rauque, la voix légèrement altérée, les glandes cervicales un peu engorgées; il y avait eu un léger épistaxis le matin. Je n'hésitai pas cette fois à proposer à M. Manouvrier le traitement que j'avais employé pour la fille de M. Douchy; il l'accepta, seulement il fut convenu que la cautérisation serait continuée. Aussitôt le cou est enveloppé de compresses épaisses trempées dans de l'eau presque glacée, de l'eau de fontaine très-froide est donnée pour toute boisson; de temps en temps on met même un peu de neige dans la bouche de l'enfant, qui la prend avec plaisir de même que son eau. Une cautérisation avait eu lieu la veille, on en fait une seconde.

A notre visite du lendemain, nous sommes frappés du changement qui s'était opéré dans la voix de l'enfant, dont le timbre était devenu tout à fait naturel; le gonflement des amygdales était de beaucoup diminué; mais elles étaient, ainsi que tout le reste du palais et ses piliers, recouverts de la pseudo-membrane; l'état général était assez bon. *Même traitement; les compresses sont renouvelées toutes les dix minutes, même pendant la nuit.*

Le 26, dans l'après-midi, la couche formée par la sécrétion morbide est si mince qu'elle laisse partout apercevoir les parties qu'elle recouvre; *même traitement.*

Le 27, toute la gorge est dans l'état le plus satisfaisant, la petite malade exprime le besoin de manger; on donne un peu de bouillon de poulet froid. Je cesse de la voir; la guérison était complète le 29.

On ne peut douter que cette enfant n'ait été atteinte en même temps que ses sœurs de la maladie à laquelle elles ont toutes deux succombé, et nous pensons qu'elle aurait eu le même sort si la marche de l'inflammation spécifique n'eût été arrêtée par la puissante sédation produite par le froid. Nous convenons cependant que de nouveaux faits sont nécessaires pour démontrer, avec certitude, l'efficacité de cette nouvelle médication dans cette maladie. Il est probable que nous ne tarderons pas à avoir l'occasion de l'employer encore; mais nous ne pourrons pas en faire connaître ici les résultats, ce travailé tant à la veille d'être terminé.

Si des symptômes assez tranchés distinguent le croup de l'angine pseudo-membraneuse, il en est un qui rapproche ces deux affections et en forme le caractère principal : c'est la sécrétion morbide qui, sous forme de membrane, existe dans l'une et l'autre, et en fait tout le danger. Cette considération me porte à penser que le croup pourrait être aussi traité avec succès par l'hydrothérapie, non pas seulement par sa médication sédative, mais concurremment avec les procédés qui déterminent la sudation et l'excitation de tout l'organisme. Au reste on prétend que Priessnitz et Weiss l'ont employée plusieurs fois avec succès dans cette maladie; ce qu'il y a de plus certain, c'est que l'eau froide a été mise en usage par le docteur Harder, de Saint-Pétersbourg, et surtout par le docteur Lauda, de Leitmeritz, en Bohême, dans des cas qui ne pouvaient être regardés comme de simples pseudo-croups, si bien décrits par MM. Guersent et Blanche, mais bien dans des croups qui déjà avaient déterminé dans les bronches l'exsudation plastique à laquelle les malades devaient succomber promptement par l'asphyxie qu'elle déterminerait.

Pour nous, nous n'hésiterions pas maintenant à l'employer dans ces moments suprêmes, malgré toutes les difficultés que présentent dans ces cas les procédés hydrothérapiques; car aucun traitement ne laisse plus alors d'espoir, pas même la laryngotomie, à en juger par les résultats que nous avons observés, et le très-petit nombre de succès qu'elle compte relativement au grand nombre de circonstances où elle a été pratiquée.

Toutes les maladies éruptives, quand leur marche est régulière, peuvent être abandonnées à elles-mêmes; la nature se suffit, ou ne réclame que des soins hygiéniques et de simples boissons; mais si leur marche est irrégulière, si l'éruption se fait mal, ou ne se fait pas, si les symptômes accusent la souffrance du cerveau, des voies de la respiration, des organes digestifs, ce qui a toujours lieu dans ces cas, parce que toujours c'est l'inflammation d'une de ces parties qui paralyse les efforts que fait l'organisme pour éliminer le principe morbigène qui constitue l'essence de ces sortes d'affections, alors sans aucun doute l'hydrothérapie est préférable à tout autre moyen pour arrêter le mouvement centripète qui s'opère vers les parties enflammées, rappeler les fluides vers la peau par l'excitation légère, mais très-puissante par sa grande étendue, et qui tend à dissiper la phlegmasie intérieure en la révulsant. Rien donc de plus rationnel que cette médication dans ces cas graves; combien n'est-elle pas préférable à la méthode la plus généralement suivie, c'est-à-dire à l'usage des boissons excitantes, diaphorétiques, et à la révulsion produite par les vésicatoires, dont les douleurs qu'ils occasionnent vont par symphatie se réfléchir sur l'estomac si souvent irrité en pareil cas, et augmenter encore la cause qui empêche l'éruption de s'établir!

C'est par les procédés hydrothérapiques qu'en pareille circonstance Hancook, Currie, Grégory, Giannini, Hufeland, Zimmerman, Frœlich, Récamier agissaient.

Zimmerman, appelé pour traiter une petite vérole confluante, chez l'enfant chéri d'une maison distinguée, que l'on tenait renfermé entre quatre rideaux, enfoui sous trois couvertures dans une chambre très-chaude, bien close et constamment fermée, que l'on gorgeait de cordiaux, de vin et de boissons excitantes chaudes, malgré son délire, eut le courage de braver l'opinion et de se raidir contre les cris d'une mère éplorée. Il fait éteindre le feu, ouvrir les rideaux, les portes et les fenêtres, et va poser l'enfant couché sur son oreiller à la croisée, sur la neige; aussitôt le délire tombe, la fièvre se calme et tout rentre dans l'ordre (Zimmerman, *De l'Expérience en médecine*).

« Ma fille, dit Hancook, était aux prises avec la mort; l'examen de la poitrine me prouva que l'éruption était rentrée, il n'y avait plus que des taches livides, ce qui me fit désespérer d'elle. Cependant j'allai chercher une chopine d'eau, je lui en fis prendre d'abord un petit verre, n'osant pas lui en donner davantage, dans l'incertitude où j'étais de l'événement: deux minutes après je lui en donnai un second; puis, à quelque distance, un troisième et un quatrième. Après lui avoir donné le troisième verre, je visitai de nouveau la poitrine, et je trouvai que les plaques de la rougeole se coloraient un peu; bientôt l'éruption me parut fort rouge et aussi élevée qu'elle a coutume de l'être. Avant que ma fille eût pris de l'eau fraîche, elle avait beaucoup de peine à respirer, elle était dans une espèce d'angoisse, mais dès les premiers verres elle respira librement; après avoir bu le quatrième verre elle s'endormit d'un sommeil tranquille qui dura environ quatre heures. Le danger était passé lors du réveil, et la santé se rétablit en peu de temps. De tout cela je conclus que si on lui avait donné simplement de l'eau froide au commencement de la fièvre, elle n'aurait couru aucun danger. » (La Corbière, *Traité du froid*, p. 466.)

Currie et Gregory, dans des cas semblables, ont employé, sur leurs propres enfants, et avec le plus grand succès, les affusions froides. Au reste, le doute sur l'innocuité, sur l'efficacité de ce moyen en pareille circonstance n'est plus permis. M. Schedel dit dans son ouvrage sur ce mode de traitement : « A Graefenberg et à Freiwaldau où, peu de temps avant mon arrivée, il s'était présenté des cas assez nombreux de variole, de scarlatine et de rougeole parmi les malades de Priessnitz, tous avaient été traités, sans exception, par l'eau froide en boisson, et par les enveloppements plus ou moins répétés dans le drap mouillé, suivis d'ablutions et de frictions dans le bain partiel d'eau dégourdie, auxquelles on faisait souvent succéder une immersion dans le grand bain froid; cependant, il est à remarquer qu'aucun cas d'anasarque ne s'est présenté parmi eux, et tous les malades que j'ai interrogés ne pouvaient assez se louer du traitement merveilleux qu'il leur avait fait subir[1]. »

[1] *Examen clinique de l'hydrothérapie.*

Certes nous sommes bien loin d'approuver cette manière d'agir dans des affections qui, le plus souvent, se terminent favorablement par le traitement le plus simple; mais on peut voir par ces faits combien cette méthode est exempte de danger quand elle est employée d'une manière convenable, et combien aussi elle est préférable aux autres moyens dans les fièvres éruptives à marche irrégulière.

L'hydrothérapie, ou du moins quelques-uns des procédés qui la composent, ont été employés dans les pyrexis, mais surtout dans la fièvre typhoïde; ce que nous en dirons s'applique aussi aux autres fièvres, que nous ne séparons pas de l'inflammation, de l'altération du sang qui les produit, n'admettant pas de fièvres essentielles, indépendantes de toutes altérations organiques, en un mot, *sine materia*.

Avant Currie, peu de médecins avaient fait usage de l'eau froide dans les fièvres autrement qu'en boisson; c'est lui qui, comme nous l'avons vu, après la publication des observations de la fièvre jaune, traitée par Wright, à l'aide des ablutions d'eau froide, eut recours au même moyen pour traiter le typhus; il en retira des effets si avantageux que, dans l'espace de quatre ans, il obtint plus de cent cinquante guérisons par l'emploi *intus et extra* de l'eau à basse température. L'ouvrage qui les rapporte produisit la plus grande sensation en Angleterre, où ce traitement devint presque banal; il n'eut pas moins de succès en Allemagne, où beaucoup de médecins, les plus recommandables, l'employèrent dans cette maladie. Cependant, l'effet produit par l'ouvrage de Currie diminua peu à peu, et, le traitement qu'il préconisait, était même presque totalement oublié quand, après la bataille de Lutzen, J.-B. Reus le réhabilita pendant une épidémie de typhus qui avait rempli les hôpitaux militaires de la Prusse.

de malades atteints de cette affection. En 1813 et 1814, Harn en fit usage, avec de grands avantages, à l'hôpital de la Charité de Berlin, où la fièvre typhoïde s'était également déclarée ; c'est alors que le célèbre Hufeland, frappé des succès obtenus par cette médication, proposa un prix pour la solution de différentes questions qui s'y rattachaient, et ce fut Frœlich, médecin de la Cour et doyen de la Faculté de médecine de Vienne, qui l'obtint.

Frœlich avait admis presque toutes les opinions de Currie ; comme lui, il considérait que les bons effets de l'usage interne et externe de l'eau froide étaient dus à la soustraction du calorique morbide qu'il opérait ; seulement, il ne reconnaissait pas l'action favorable sur le système nerveux, que lui avait attribuée le médecin anglais.

Les succès de l'hydrothérapie obtenus en Allemagne modifièrent encore pendant quelque temps la pratique dans le traitement du typhus, qui, auparavant, ne consistait que dans les médicaments les plus excitants, comme cela avait lieu en France[1] ; mais ce retour à des idées plus saines

[1] Les batailles d'Essling et de Wagram avaient rempli de blessés tous les hôpitaux de Vienne ; le typhus ne tarda pas à s'y déclarer et fit de cruels ravages dans le corps des officiers militaires français. Après la paix, je payai, moi aussi, le tribut à cette maladie ; je fus transporté dans un hôpital avec un de mes concitoyens, M. Taquet, comme moi chirurgien militaire, en apparence beaucoup moins malade que moi. Je perdis très-vite connaissance, et fus pendant douze jours dans un délire continuel. Toute l'armée française s'étant retirée de l'Autriche, on avait confié à des médecins allemands les blessés et les malades qu'on n'avait pu transporter : c'était donc l'un d'eux qui nous traitait. Lorsque je fus mieux, j'appris par un officier blessé, qui était placé près de moi, que j'avais toujours instinctivement refusé de prendre les potions qui m'étaient prescrites, et que je crachais à la figure de l'infirmier ce qu'il parvenait à me faire prendre ; la limonade était la seule boisson que je busse ; ce dont je me souviens parfaitement, c'est que lorsque j'eus repris connaissance, je jetai dans le vase de nuit tout le contenu des bouteilles de médicaments qu'on apportait chaque jour après la visite, et qui se com-

ne fut pas de longue durée; bientôt il retomba dans la fâcheuse indécision où il est encore aujourd'hui, comme chez nous, livré aux seules inspirations du médecin, que ne peuvent éclairer les résultats trop variables de sa propre pratique, ni ceux de la pratique des autres, réduits comme lui à faire de la médecine de symptômes, la pire de toutes dans une maladie où les seuls efforts de la nature ne peuvent suffire, le plus souvent, pour amener la guérison.

Malgré les succès obtenus, à diverses époques, en Angleterre et en Allemagne, de l'eau froide dans le typhus, cette médication ne fut pas employée en France dans cette maladie, pas plus d'ailleurs que dans les autres pyrexies, jusqu'au moment où la méthode curative de Priessnitz y fut connue. A son retour de Graefenberg, en 1842, M. le professeur Scoutteten en fit usage à l'hôpital militaire de Strasbourg, sur trois typhoïques, qui guérirent, et, en 1847, 48 et 49, MM. Beau[1], Andrieux de Brioude[2], Tessier[3], Staekler de Mulhouse[4] et Jacquez[5], publièrent dans différents journaux de médecine les résultats avantageux qu'ils avaient obtenus de ce mode de traitement. « Dans ces derniers temps, dit M. Staekler, une vingtaine de militaires de la garnison affectés simultanément de fièvre

posaient de camphre, de musc, d'éther sulfurique, délayés dans je ne sais quel excipient. Ma convalescence fut courte ; mon ami Taquet, atteint de la même affection, par conséquent traité de la même manière, tint une toute autre conduite que la mienne; il accepta docilement toutes les prescriptions de notre médecin, avala exactement toutes ses drogues et mourut. Ce fait eut une grande influence sur ma manière d'apprécier l'action des médicaments dans le traitement des fièvres dites essentielles.

[1] *Gazette des Hôpitaux*, nº du 16 octobre 1847.

[2] L'*Union Médicale*, nº du 28 mars 1848.

[3] Même journal, nº du 30 septembre 1848.

[4] *Revue médico-chirurgicale*, février 1850.

[5] Jacquez, Recherches statistiques sur le traitement de la fièvre typhoïde par les refrigérants. *Arch. génér. de médecine*, t. XIV, p. 91.

typhoïde, offrant, dès les premiers jours, et surtout dans le deuxième septenaire, les symptômes les plus graves, depuis le délire jusqu'au coma, ont été guéris, sans exception, et d'une manière manifeste, par l'emploi des enveloppes froides. » Sur 313 malades atteints de fièvre typhoïde, traités depuis 1839 jusqu'en 1846 par la méthode hydrothérapique, dont il est question dans le travail de M. Jacquez, 19 ont succombé, c'est-à-dire 1 sur 16,5; tandis que sur 349, soignés dans la même localité par les différentes méthodes classiques, la mortalité a été de 91, à peu près, par conséquent de 1 sur 3,9.

D'après ces faits, et surtout ceux publiés par Currie, Reus, Harn, Huffeland et Frœlich, comment se fait-il que la méthode réfrigérante dans le typhus, prise et reprise plusieurs fois, ne soit pas généralement suivie, quand toutes les autres laissent tant à désirer? A cette question, nous répondrons par une autre question : Comment se fait-il que l'eau froide, dans les lésions extérieures, employée dans l'antiquité, abandonnée dans le moyen âge, reprise dans le commencement du XVIe siècle, tombée dans l'oubli à la fin, puis réhabilitée dans le XVIIIe siècle par Larmurier, Theden, Harn, Lombard, Percy, soit encore délaissée pendant vingt années au commencement de celui-ci, pour être reconnue aujourd'hui comme le plus puissant moyen de traitement dans ces cas? Qu'on nous explique, si l'on peut, toutes ces variations de l'opinion sur l'emploi chirurgical de l'eau froide, et l'on aura la réponse à la question posée, touchant son usage en médecine.

La simplicité même de cet agent thérapeutique n'a-t-il pas nui à sa propagation? nous le pensons. Pour faire croire aux vertus de l'eau froide, les médicastres des XVIIe et XVIIIe siècle n'employaient-ils pas l'incantation? Dans nos campagnes, où règne principalement le typhus, et où l'on ne juge du savoir du médecin qu'à la longueur de ses ordonnances, quel mérite y aurait-il à guérir avec de l'eau simple.

Il faut dire toutefois que ce qui a pu arrêter la propagation de cette pratique, c'est la difficulté de l'application rationnelle de l'eau dans la fièvre typhoïde, les soins et le tact qu'elle exige, le temps qu'elle demande, et que nous ne pouvons pas toujours donner à un seul malade.

Les fièvres intermittentes ont dans le sulfate de quinine un remède assuré dans la très-grande majorité des cas; mais il arrive parfois qu'il échoue; qu'il n'empêche pas la récidive ou même qu'il ne peut être administré; dans toutes ces circonstances, qui tiennent le plus souvent à des complications, et principalement à la coïncidence de ces affections avec l'inflammation de l'estomac, des intestins ou des lésions organiques des viscères abdominaux, on peut retirer de très-bons effets des douches froides données une ou deux heures avant les accès.

« Quelquefois, dit Currie, les accès ont été prévenus par des affusions pratiquées environ une heure avant le moment présumé de leur retour, et la maladie a été complétement guérie après quatre ou cinq affusions de ce genre. »

M. le docteur Fleury rapporte, dans son ouvrage sur l'hydrothérapie, onze observations de fièvres intermittentes traitées avec succès par ce moyen, et il en déduit les conclusions suivantes :

« 1° Dans le traitement de la fièvre intermittente récente, simple, périodique, avec ou sans engorgement de la rate, les douches froides *peuvent être substituées* au sulfate de quinine. En est-il de même pour les fièvres pernicieuses? Deux de nos observations semblent le prouver, mais on ne saurait encore l'affirmer.

« 2° Dans le traitement de la fièvre intermittente ancienne, périodique ou irrégulière, ayant récidivé plusieurs fois et résisté à l'administration méthodique du sulfate de quinine, accompagnée d'un engorgement considérable et chronique de la rate ou du foie, de phénomènes cachectiques, anémiques, c'est-à-dire dans le traitement de l'intoxication paludéenne chronique, les douches froides *doivent être préférées* au sulfate de quinine. Plus rapidement et plus sûrement que celui-ci, elles coupent la fièvre, ramènent les viscères à leur volume normal, et font disparaître les phénomènes anémiques et cachectiques, sans que l'on ait à redouter les accidents que les hautes doses de sulfate de quinique déterminent si fréquemment du côté du système nerveux et des voies digestives.

« 3° L'action curative des douches froides est complète; car non-seulement elle guérit la maladie, mais aussi elle en prévient les rechutes. »

L'efficacité de l'hydrothérapie dans le rhumatisme aigu des muscles, des articulations ou des viscères, dépasse de beaucoup celle de tous les autres moyens de traitement, et ne présente pas les dangers reconnus à plusieurs d'entre eux. Cependant il n'en est pas parlé dans les traités les plus récents de pathologie interne. M. Grisolle n'en dit mot dans le sien, et MM. Trousseau et Pidoux qui, dans leur ouvrage de thérapeutique, consacrèrent un long article à l'examen de l'hydrothérapie, qu'ils considèrent comme devant prendre un rang distingué dans cette partie de la science, ne comprennent pas non plus l'action de l'eau froide parmi les remèdes à opposer au rhumatisme.

Si la multitude des moyens de traitement préconisés dans une affection est une preuve certaine qu'il n'en est aucun sur lequel on puisse compter, on peut dire avec raison que rien n'est moins satisfaisant que les médications classiques qu'on emploie contre le rhumatisme aigu. Les saignées locales et générales, l'émétique, le sulfate de quinine et le nitrate de potasse à hautes doses ; les purgatifs drastiques, l'iodure de potassium, l'opium, le camphre, les sudorifiques, les vésicatoires, vingt autres topiques calmants ou irritants ont tour à tour été conseillés par les uns, considérés comme insuffisants, nuisibles, dangereux même par les autres ; il est, en effet, certain que le sulfate de quinine et le nitrate de potasse, donnés à des doses très-élevées, ont quelquefois entraîné la mort ; si, dans quelques cas, la guérison a suivi de près l'emploi de ces moyens thérapeutiques, le plus souvent ils ont laissé la maladie parcourir une marche très-longue, et nous pensons, après les avoir tous mis en usage, que la guérison est bien plutôt la suite de la faiblesse qui résulte des saignées ou de la longue privation d'aliments, que du traitement même. Nous dirons cependant que plusieurs fois nous avons obtenu de très-bons effets du nitrate de potasse et de l'émétique qui ont évidemment abrégé la durée de la maladie ; mais d'autres fois les résultats n'en ont pas été de même, et nous avons dû en cesser l'administration, dans la crainte d'irriter les organes digestifs. Un fait bien remarquable, c'est que le premier de ces modificateurs ralentit le pouls et abaisse la chaleur vitale comme le font les applications d'eau froide dans les mêmes circonstances.

Les ouvrages d'hydrothérapie renferment de nombreuses observations de rhumatisme aigu guéri par cette méthode ; pour ne citer que les écrits publiés en France, on en trouve dans ceux de MM. Scoutteten, Baldoux, Schedel et Fleury ; je ne sache pas qu'elle ait jamais été suivie du moindre accident. Le fait suivant donnera une idée de son efficacité et de la promptitude avec laquelle elle agit.

TROISIÈME OBSERVATION.

Rhumatisme musculaire; attaques longues, rebelles aux moyens les plus actifs, douleurs vagues pendant six ans; accès très-aigu guéri en sept jours; point de récidive.

M. Cuveiller, de Valenciennes, âgé de 45 ans, d'une forte constitution, d'un tempérament lymphatico-sanguin, ayant toujours eu une bonne santé, fut atteint, en 1840, d'un lombago violent qui dura pendant un mois. Il reçut les soins de M. le docteur Dutemple qui employa la saignée, les bains et les vésicatoires volants. Il était à peine débarrassé de ses douleurs, lorsqu'il en survint d'autres dans la jambe droite, parcourant le trajet du nerf poplité, dont il souffrit beaucoup pendant deux mois environ; elles se calmèrent ensuite, mais ne cessèrent complétement qu'après un an. Un grand nombre de moyens de traitement fut employé sans grands avantages. L'année 1841 se passa sans accès; cependant M. Cuveiller était rarement sans éprouver des douleurs vagues qui revenaient plus particulièrement dans les épaules.

En juin 1842, je fus appelé pour un accès qui intéressait les muscles de l'épaule droite et de la partie supérieure et latérale du dos de ce côté. Les mouvements du tronc étaient douloureux, la respiration gênée; il y avait fièvre et trouble des fonctions de l'estomac. J'employai pendant une dixaine de jours les moyens ordinaires, c'est-à-dire la saignée, les sangsues, les applications émollientes, sans en retirer de bons effets; c'est alors que j'eus recours à l'hydrothérapie : le malade fut enveloppé dans des couvertures de laine, d'après la manière ordinaire; après une heure et demie, la transpiration, favorisée par quelques verrées d'eau froide prise en boisson, s'établit, et devint bien vite très-abondante; alors, tout couvert de sueur, il fut soumis à une forte ablution d'eau à 15° R., puis vivement essuyé et remis au lit; cette opération fut répétée le soir; la nuit fut moins douloureuse que les précédentes.

Le lendemain, on réitéra les mêmes procédés hydrothérapiques, avec cette différence toutefois qu'on diminua la température de l'eau. Dès le troisième jour, les douleurs étaient presqu'entièrement dissipées, et le septième, la guérison était complète. *Les douleurs ne sont plus revenues depuis.*

D'après mes conseils, M. Cuveiller a cessé tout à fait l'usage de la flanelle, dont il était couvert des pieds à la tête, depuis sept ans.

Ce fait offre un grand intérêt sous plusieurs rapports. Pendant six ans, le malade est sujet à des douleurs vagues de rhumatisme; dans cet intervalle, il éprouve trois attaques très-sérieuses de cette affection, dont la moindre a encore une durée de plus d'un mois, bien que traitée d'une manière assez énergique. La dernière se caractérise par des symptômes tout aussi graves que les précédentes; pendant dix jours, je n'emploie que des moyens ordinaires; puis, voyant le peu d'effet qu'ils produisent, je recours à l'hydrothérapie, qui, dans l'espace d'une semaine, dissipe complètement les douleurs, qui ne sont plus revenues.

Mais j'avais conseillé la suppression des vêtements de flanelle; n'est-ce pas à cette suppression qu'il faut attribuer la non-réapparition du rhumatisme? Pour moi, je suis fortement porté à le croire. Voilà sans doute une opinion bien paradoxale, bien contraire à la croyance générale, non-seulement du public, mais encore de la presque généralité des médecins ; néanmoins, je la crois fondée, et établie en théorie comme en fait.

Que produit la flanelle sur la peau? Elle y concentre de la manière la plus évidente le calorique rayonnant du corps, empêche l'évaporation de la transpiration insensible, maintient par conséquent cette membrane dans un état continuel de chaleur humide qui en exalte la sensibilité. Ce sont là des conséquences de cet usage qui, croyons-nous, ne seront contestés par aucun médecin physiologiste. Eh bien, ces effets de la flanelle en occasionnent un autre non moins appréciable, celui de rendre la peau plus impressionnable aux transitions de température qu'on ne peut pas toujours éviter, qu'on cherche aussi moins à éviter parce que l'on croit que la flanelle que l'on porte en préviendra les fâcheuses conséquences ; erreur grave que démontre l'observation de chaque jour, car chaque jour vous voyez bien plus de douleurs rhumatismales survenir chez les personnes dont la peau est couverte de ce tissu que chez celles qui n'en portent pas. Un fait qui m'est personnel a d'abord fixé mon attention sur cette question.

Je n'avais jamais porté de flanelle, quand, il y a une quinzaine d'années, je mis, comme tant d'autres, sans la moindre nécessité, un gilet de cette étoffe sur la peau. Quel ne fut pas mon étonnement, quelque temps après, de ressentir dans une épaule une douleur sourde qui s'aggravait toutes les nuits, moi qui n'en avais jamais ressenti de cette nature ; je pensai bien vite que la flanelle n'y était pas étrangère, je l'ôtai, et la souffrance disparut pour ne plus revenir. Depuis, j'en ai fait cesser l'usage à bien des personnes, et il n'en est pas une seule qui en ait éprouvé le moindre inconvénient[1].

L'ouvrier, soit des villes, soit des campagnes, ne porte pas de flanelle, et l'on voit rarement le rhumatisme aigu chez lui. J'ai été pendant vingt ans médecin d'un quartier populeux de pauvres, et je n'ai jamais observé chez eux que des douleurs vagues et sans gravité. J'ai été pendant quinze ans médecin de l'hôpital civil de Valenciennes, et je ne me souviens pas d'y avoir traité, pendant tout ce temps, un seul cas de rhumatisme aigu.

L'on éviterait bien plus souvent les maladies si l'on s'habituait de bonne heure à supporter les transitions de température. Que l'on mette à part toutes les affections qui naissent de sa misère, surtout dans l'enfance; que l'on tienne compte de celles qui, sans gravité d'abord, deviennent mortelles par le peu de soins qu'il met à les soigner, et l'on verra que la vie de l'ouvrier est plus assurée que celle de l'homme qui, placé dans des conditions d'existence meilleures, prend mille précautions peu réfléchies pour garantir la sienne.

Conclurons-nous de ces considérations au rejet absolu de vêtements de flanelle appliqués sur la peau? Non, sans doute; Priessnitz et tous les médecins partisans de sa méthode curative les rejettent dans tous les cas, comme contraires à l'effet du traitement; mais nous ne partageons pas entièrement cette manière de voir.

De l'hydrothérapie dans les maladies chroniques.

Ce n'est ordinairement qu'après avoir épuisé toutes les autres ressources de la médecine qu'on a recours à l'hy-

1 C'est pendant les chaleurs, comme on le conçoit bien, que cette suppression doit avoir lieu.

drothérapie, comme à un dernier moyen de salut; dans ces cas encore, elle réalise le plus souvent l'espoir qu'on en a conçu, lorsque les organes malades ont conservé leurs caractères anatomiques, que leurs tissus ne sont pas assez altérés pour ne pouvoir plus rentrer dans leur état normal; seulement il ne faut pas penser que des affections qui auront mis plusieurs années à s'établir se dissiperont en peu de temps; ce sont là des miracles que cette médication, quelque puissante qu'elle soit, ne peut faire mieux que d'autres; toujours les progrès de la guérison qu'elle opère sont en rapport direct avec la durée de la maladie : aussi l'hydrothérapie ne doit pas être considérée comme un moyen extrême dont on ne doit faire usage qu'en désespoir de cause, mais bien comme un traitement des plus rationnels dont l'heureuse influence sera d'autant plus certaine qu'elle aura été employée plus tôt.

QUATRIÈME OBSERVATION.

Arthrite rhumatismale chronique, succédant à une arthrite très-aiguë de même nature, occupant pendant quinze mois les articulations tibio-fémorale et tibio-tarsienne.—*Traitement :* bains et douches de vapeur, douches d'eau froide, massage; guérison.

M. Milot, âgé de 46 ans, d'un tempérament sanguin, habituellement bien portant, fut atteint au commencement de février 1852 d'un rhumatisme des plus aigus qui frappa successivement toutes les articulations des membres. Dans l'espace d'une semaine il fut saigné cinq fois, et on lui fit plusieurs fortes applications de sangsues et de ventouses scarifiées. Après une vingtaine de jours son état était beaucoup amélioré; mais il restait une raideur douloureuse dans les articulations du genou et du pied avec la jambe. Les genoux étaient un peu pliés, ils étaient le siége d'un grand sentiment de faiblesse, et parfois fléchissaient sous le poids du corps ; aussi la marche était-elle gênée. Indépendamment de l'affection de ces articulations, il y avait des douleurs vagues, intermittentes, irrégulières dans les muscles des membres. Après quinze mois passés dans cet état M. Milot commença le traitement hydriatrique en juin 1853 ; il consista en bains et douches de vapeur, immédiatement suivis de douches froides dont la force fut graduellement portée de 3 à 6 centimètres d'épaisseur, et dans un massage général opéré deux fois par semaine. Après un mois de traitement la guérison était complète.

J'avais traité M. Milot de son rhumatisme aigu d'une manière très-énergique, et cependant il n'était calmé qu'après une vingtaine de jours. La maladie s'était déclarée si promptement, avait envahi si vite toutes les articulations, que je ne pus penser à recourir d'abord à l'hydrothérapie, les douleurs rendant impossibles les moindres mouvements des membres.

CINQUIÈME OBSERVATION.

Arthrite rhumatismale chronique, succédant à plusieurs accès d'arthrite aiguë, suite de couches; hyperthrophie des extrémités articulaires des os du métacarpe et des phalanges des deux mains.—Un mois de traitement hydrothérapique, grande amélioration.

Mme. ***, d'un tempérament lymphatique, d'une faible constitution, éprouve à 18 ans quelques douleurs rhumatismales sans gravité ; elle se marie à 20 ans ; à 21 elle accouche, et huit jours après elle est atteinte d'un rhumatisme affectant toutes les articulations des membres thoraciques, mais principalement des deux mains. L'état aigu passé, il lui reste des douleurs vagues, mais peu vives qui occupent tantôt les articulations, tantôt les muscles des extrémités. Après dix-huit mois, nouvel accouchement; dix ou douze jours après, nouvel accès d'un rhumatisme qui occupe encore les mêmes articulations que la première fois; il n'a pas plus de durée; mais il est suivi de douleurs irrégulières, intermittentes, occupant encore principalement les deux mains; bientôt les extrémités articulaires des os du métacarpe et celles de presque toutes les phalanges se gonflent, et les parties molles environnantes s'engorgent de manière à présenter une difformité très-marquée; elles ne sont cependant pas très-douloureuses; mais les mouvements en sont très-difficiles; il y a un sentiment de faiblesse tel que la malade ne peut se servir de ses mains pour prendre le moindre objet. Bien des moyens de traitement avaient été employés par le Dr Dutemple, mais sans résultat appréciable.

Mme ** commença le traitement hydriatique le 14 juillet 1853; elle fut traitée par la sudation produite par l'air chaud, suivie de douches de vapeur et de celles d'eau froide, tantôt en cercles, tantôt en colonne, dont on augmenta graduellement la force. Après un mois de traitement, les douleurs n'existaient plus, le gonflement des articulations était sensiblement diminué, leurs mouvements s'exécutaient beaucoup plus facilement, et les forces étaient revenues.

SIXIÈME OBSERVATION.

Arthrite rhumatismale chronique, succédant à plusieurs accès d'arthrites aiguë (goutte), douleurs erratiques pendant six ans, altération profonde de la santé; traitements variés; trois saisons aux eaux d'Aix-la-Chapelle. — Hydrothérapie pendant deux mois, grande amélioration.

M. X., âgé de 45 ans, d'un tempérament lymphatico-sanguin, n'ayant jamais fait d'excès, éprouve en 1836 un léger accès de rhumatisme au genou gauche, il reste ensuite jusqu'en 1842 sans la moindre douleur de cette nature. Dans le mois de mars de cette année survient un second accès qui, cette fois, occupe toutes les articulations des phalanges des deux pieds. A partir de cette époque M. X. est sujet à des douleurs passagères sans gravité dans différentes parties du corps, mais il n'a plus d'accès pendant six ans. En 1848, et toujours dans le mois de mars, il en survient un des plus aigus, qui atteint successivement toutes les articulations des extrémités pelviennes et thoraciques. Il est forcé de garder le lit pendant deux mois, et ne recouvre la santé qu'après le troisième. Quelque temps après, des douleurs irrégulières reviennent dans les pieds, et rendent la marche très-pénible. En 1849 M. X. va aux eaux d'Aix-la-Chapelle, dont il retire de bons effets ; il y retourne en 1850, mais n'en obtient plus de résultats avantageux; cependant il s'y rend une troisième fois l'année suivante, et son état maladif s'aggrave sensiblement.

Indépendamment des eaux d'Aix-la-Chapelle, M. X. avait fait usage d'un bon nombre d'autres moyens thérapeutiques, d'après les conseils éclairés de MM. les docteurs Bruneau et Stiévenart.

En 1842, fatigué de tous les traitements, il essaya l'homéopathie, qui n'eut, en bien ni en mal, aucune influence sur sa santé.

Le 19 juin 1854 il eut recours à l'hydrothérapie; voici l'état qu'il présentait à cette époque :

Marche rendue difficile par la gêne qu'il éprouve dans toutes les articulations des extrémités inférieures, surtout dans celles des phalanges des pieds ; douleurs erratiques fréquentes dans les membres ; déformation d'un des orteils survenue à la suite d'un des accès ; hyperthrophie de la partie externe de l'extrémité supérieure du tibia droit ;

empâtement des parties molles recouvrant l'alécrance de ce côté, amaigrissement considérable; teint d'un pâle jaune, annonçant la souffrance des organes digestifs.

Traitement : sudation produite par l'air chaud, douches de vapeur immédiatement suivies de celles d'eau froide en cercles le matin, et en colonne le soir ; ceinture excitante et frictions.

Après cinq semaines, toutes les douleurs sont dissipées, la marche est beaucoup plus facile, une amélioration, qui se prononce de plus en plus, s'opère dans l'état général, et se continue jusqu'au moment où nous écrivons ces lignes.

La marche de cette maladie a été celle qu'on attribue à la goutte; aussi M. X. se considérait-il comme goutteux. MM. Chomel, Requin et Grisole confondent avec raison, selon nous, cette affection avec l'arthrite rhumatismale; aucun caractère distinctif ne les sépare en effet l'une de l'autre, pas même les concrétions tophacées des articulations, car elles manquent bien souvent dans la maladie décrite sous le nom de goutte dans les auteurs ; tandis qu'on les trouve dans celles qu'on considère comme de nature purement rhumatismale : Dispositions originaires, âge, sexes, causes déterminantes, marche, siége, symptômes, lésions de tissus, traitements, rien ne différencie la goutte de l'inflammation rhumatismale des articulations. Toutes les subtiles distinctions qu'on a voulu établir entre ces maladies ne peuvent soutenir un sérieux examen.

SEPTIÈME OBSERVATION.

Arthrites rhumatismales chroniques, lésions graves des parties malades, profonde altération de la santé.—Hydrothérapie pendant trois mois et demi, amélioration des articulations affectées, amélioration beaucoup plus grande de la santé.

M. *** d'Oisy, âgé de 32 ans, d'une bonne constitution, eut, en 1851, une forte attaque de rhumatisme, qui occupa principalement les articulations radio-carpiennes, tibio-tarsiennes et torso-métatarsiennes. Elle fut longue et très-intense. L'accès fini, ces parties restèrent longtemps le siége de douleurs légères. En 1852 M. *** eut une seconde attaque après laquelle il survint du gonflement dans les os de ces articulations, et de l'infiltration dans les parties molles environnantes.

D'après les conseils du docteur Basquin, le malade vint se soumettre, chez moi, au traitement hydrothérapique; voici l'état qu'il présentait quand il le commença le 4 juillet 1853. Le poignet droit est complétement ankylosé, et tous les os du carpe de ce côté sont sensiblement hypertrophiés. A gauche, les mêmes phénomènes morbides se font observer; mais ils sont moins marqués, et l'articulation des poignets n'est que gênée dans ses mouvements. L'extrémité inférieure du tibia, les os du tarse, du métatarse sont considérablement gonflés; les ligaments et le tissu-cellulaire qui les recouvre sont fortement infiltrés: aussi les pieds présentent-ils dans ces parties un volume considérable. Tous leurs mouvements sont très-gênés, la marche est des plus irrégulières, sans cependant être douloureuse; l'état général est mauvais, il annonce une longue souffrance; le teint est d'un jaune bistré, et la maigreur extrême.

Après trois mois et demi de traitement, le gonflement des os était à peu près le même qu'avant de le commencer; les mouvements des articulations sont toutefois plus libres, la marche par conséquent moins gênée; mais le changement le plus notable s'est opéré dans la santé; M. *** a repris de l'embonpoint, des couleurs, et nous savons que cette amélioration n'a cessé de progresser jusqu'à présent.

Ce fait justifie ce que nous avons dit. L'hyperthrophie des os s'était maintenue à peu près dans l'état où elle se trouvait avant le traitement, parce que la vitalité est si faible dans ces parties, que leurs maladies ne se développent et ne se dissipent qu'avec une extrême lenteur; les mouvements des articulations étaient toutefois beaucoup plus libres; mais c'est surtout la santé qui s'est améliorée, par suite de l'excitation imprimée à tout l'organisme, et principalement à l'estomac par le traitement; c'est là un de ses effets les plus constants.

HUITIÈME OBSERVATION.

Rhumatisme chronique occupant les articulations des pieds et des genoux, précédé et accompagné d'une vive sensation de froid.— Trois ans et demi de durée. — Un mois de traitement hydriatrique, guérison.

M. Vandiesse, âgé de 40 ans, d'une bonne constitution, sentit, à la fin de 1851, ses pieds se refroidir sans que les chaussures les plus chaudes pussent les réchauffer. Ce phénomène morbide s'étendit bientôt après aux genoux, avec un sentiment indicible de faiblesse. Il attribua ces changements survenus dans sa santé à de brusques transitions de température auxquelles l'exposaient ses occupations. Dans le mois de mai 1852, il ressentit des douleurs dans ces parties, tandis que les articulations des poignets, des coudes et des épaules commençaient elles-mêmes à lui donner cette sensation de froid, qui avait précédé les douleurs dans les pieds et les genoux. Il alla, dans le mois de juillet suivant, prendre les boues de Saint-Amand, dont il ne retira aucun avantage, et partit, dans l'automne, pour Nice, où il passa l'hiver sans trop souffrir. Au printemps de 1853, étant de retour à Paris, il fit longtemps usage des bains sulfureux, dont il n'eut pas lieu d'être satisfait. A cette époque, toutes les articulations des extrémités étaient douloureuses, avec sensation de froid et de faiblesse. Cet état de chose persévéra jusqu'au mois de juillet 1854, où il vint suivre, dans notre établissement, le traitement hydrothérapique. Les symptômes dominants étaient encore alors ceux dont nous venons de parler; mais, de plus, il y avait des douleurs le long du trajet du nerf sciatique, et une altération sensible dans la santé.

Après cinq semaines de sudation, de douches de vapeur et de douches froides, il quitta l'établissement n'éprouvant plus qu'une sensation de fraîcheur dans les pieds et dans les genoux; l'état général était beaucoup plus satisfaisant qu'avant le traitement, par suite de l'amélioration survenue dans les fonctions des organes digestifs.

Ce fait est remarquable en ce que les douleurs articulaires furent précédées et accompagnées d'une forte sensation de froid, car c'est le contraire qui a eu lieu dans la grande majorité des cas : presque toujours les malades accusent une chaleur incommode dans les articulations souffrantes, surtout quand ils sont au lit.

NEUVIÈME OBSERVATION.

Rhumatisme musculaire chronique occupant le bras, l'épaule et toute la partie latérale du tronc de ce côté. — Six semaines de traitement hydriatrique; guérison.

M. Lavette, commandant d'artillerie, âgé de 55 ans, d'un tempérament lymphatico-sanguin, ayant beaucoup d'embonpoint, fut atteint, en 1836, d'une gastro-entérite fort grave qui passa à l'état chronique. Pendant deux ans ses digestions furent très-difficiles.

En 1838, étant à la Rochelle, il eut un rhumatisme aigu

dans le bras droit. Cette affection, quoique traitée vigoureusement par les saignées locales et capillaires, résista longtemps; il ne put faire aucun mouvement de ses membres pendant cinq ou six semaines.

Depuis, sa santé avait toujours été bonne, quand, dans le mois de mai 1854, il fut atteint de douleurs dans l'avant-bras gauche; elles s'étendirent ensuite au bras, à l'épaule, et successivement à toutes les parties latérales de ce côté jusqu'à la région lombaire. Les douleurs du bras étaient assez vives pour empêcher tous mouvements un peu étendus de ce membre; elles s'aggravaient la nuit au point d'interrompre à chaque instant le sommeil.

C'est dans cet état que M. Lavette vint réclamer, chez moi, le traitement hydriatique, le 27 septembre suivant. Il fut d'abord soumis à l'étuve sèche, et aux simples ablutions d'eau à 20 degrés, mais dont on diminua graduellement la température; il passa ensuite à l'étuve humide, aux douches de vapeur, et à celles d'eau froide en cercles, et porta la ceinture excitante. Ces procédés hydrothérapiques, suivis pendant six semaines, le débarrassèrent entièrement de toutes ses douleurs.

M. Lavette s'était beaucoup amaigri pendant son traitement, tout en acquérant plus d'énergie : c'est là un des effets les plus remarquables de l'hydrothérapie. L'activité plus grande qu'elle donne à l'absorbtion interstitielle se fait aux dépens de la graisse, tandis que la nutrition, qu'elle augmente, profite surtout au système musculaire de la vie de relation : l'on sait qu'un organe se nourrit d'autant plus qu'il fonctionne davantage ; or, nous avons vu que l'exercice musculaire fait essentiellement partie de cette méthode curative. Les personnes maigres n'engraissent pas non plus pendant le traitement, mais elles prennent ensuite de l'embonpoint en revenant aux habitudes ordinaires de leur existence, à moins que, contrairement à ce que l'on observe le plus souvent, les organes digestifs malades ne permettent pas une alimentation suffisamment réparatrice.

DIXIÈME OBSERVATION.

Rhumatisme musculaire très-étendu. — Traitement hydriatrique dans l'automne et l'hiver.

Mme Chimot, âgée de 25 ans, d'une forte constitution, d'un tempérament sanguin, habitait, en 1851, une maison nouvellement construite, quand elle commença à éprouver des douleurs vagues dans les membres, mais surtout dans les muscles des épaules et du dos. Cet état maladif s'aggrava dans l'automne de cette année, et se continua jusqu'au retour des chaleurs de 1852, époque où elles se calmèrent. Dans l'automne suivant, elles revinrent, et se prolongèrent pendant toute la mauvaise saison, se faisant plus particulièrement sentir dans la nuit, qui se passait souvent sans sommeil.

Fatigué de l'emploi infructueux d'un grand nombre de moyens de traitements, Mme Chimot eut recours à l'hydrothérapie, qu'elle commença à la fin d'octobre 1853; elle continua ce traitement, mais avec de nombreuses interruptions, jusqu'au mois de février suivant, où elle le cessa, étant complètement débarrassée de ses douleurs.

Nous considérons l'arthrite rhumatismale et la goutte comme étant une seule et même affection; nous confondons également dans une même maladie la névralgie et le rhumatisme musculaire, ne trouvant dans leurs causes, leur siége, leurs symptômes, leur marche, absolument rien qui les distingue entre elles.

ONZIÈME OBSERVATION.

Névralgie commençant dans les nerfs plantaires internes, s'étendant ensuite au poplité et au sciatique, résistant pendant onze années à un grand nombre de traitements, et cédant, *après deux mois, à l'hydrothérapie.*

M. *** commandant au 2e régiment de cuirassiers, commença à éprouver, en 1842, dans les muscles de la plante du pied droit, des élancements douloureux qu'il attribua à des marches forcées faites étant à Versailles. Ces douleurs, d'abord légères, ne duraient que peu de temps. En 1843, elles devinrent plus fortes, et se prolongèrent en revenant toujours sous forme d'accès. A la fin de cette année, elles s'étendirent à la jambe et l'obligèrent à entrer à l'hôpital de Lille. Il en sortit sans avoir obtenu aucun résultat favorable des nombreux traitements auxquels il y avait été soumis; les accès, à cette époque, duraient ordinairement deux jours, quelquefois plus, et étaient très-aigus: ainsi, la maladie qui avait débuté dans les nerfs plantaires, s'était étendue au poplité et au sciatique dans toute son étendue.

D'après les conseils de M. Murville, médecin en chef de l'hôpital militaire de Lille, M.*** alla aux eaux de Vichy en 1844, il y retourna en 1845, et peu content de leurs résultats, il se rendit dans la même année à celles de Néris, sans en éprouver plus d'avantages. En 1846, il alla prendre celles de Wiesbaden, et n'eut pas lieu d'en être plus satisfait que de tous les traitements qu'il avait employés jusqu'alors.

Cependant les accès se rapprochaient de plus en plus; ils étaient toujours caractérisés par une douleur très-aiguë, qui, de la plante des pieds, s'étendait à la jambe, puis à la cuisse; mais il arrivait aussi quelquefois qu'elle n'occupait qu'une de ces parties, comme aussi que les pieds et la cuisse en étaient le siége, tandis que la partie intermédiaire, la jambe, en était exemptée.

Les douleurs ne se bornèrent pas à l'extrémité abdominale droite ; elles finirent par s'étendre aux parois de l'abdomen et de la poitrine, mais sans avoir l'acuité qu'elles présentaient vers leur point de départ.

Tel était l'état de M. ***, lorsque le 31 mai 1854, il vint suivre à l'établissement le traitement hydriatrique. A partir du jour où cette médication a été commencée, les accès ne sont plus revenus, et après deux mois, toutes les douleurs étaient complétement dissipées.

Ce fait démontre combien est grande la puissance de l'hydrothérapie : voilà une névralgie des plus étendues, puisqu'elle occupe le nerf sciatique dans toute sa longueur, depuis le plexus de ce nom, jusqu'au plantaire interne, qui pendant onze ans résiste à tous les moyens de traitement, aux eaux de Vichy, de Néris, de Wiesbaden, et qui cède en deux mois à l'hydrothérapie. La vapeur a joué le principal rôle dans cette guérison; sans elle, je doute que les autres procédés de l'hydrothérapie eussent eu un succès aussi prompt.

DOUZIÈME OBSERVATION.

Névralgie intercostale pendant deux années.—Hydrothérapie pendant dix-neuf jours.—Guérison.

M. *** âgé de soixante-cinq ans, d'une bonne constitution, était bien portant, lorsqu'en 1842, il monta au phare d'Ostende, et y resta pendant une demi-heure exposé à un vent très-froid, étant dans une sueur très-grande, qu'avait provoquée l'ascension qu'il venait de faire. Le lendemain, il ressentit des douleurs qui, de l'épaule, rayonnaient dans les muscles de la partie supérieure et latérale gauche du dos, ainsi que dans les intercostaux de ce côté. Graduellement ces douleurs s'accrurent et devinrent insupportables; elles augmentaient pendant la nuit qu'il passait souvent hors du lit. Plusieurs traitements conseillés par le docteur Leféblvre furent employés sans résultats avantageux. En 1853, M.*** alla prendre l'avis du docteur Reytier de Douai, qui l'engagea à faire usage des eaux d'Aix-la-Chapelle, ou de celles d'Aix en Savoie; mais, il n'en fit rien, et se rendit à Paris pour y consulter M. le docteur Gerdy, qui lui proposa l'usage des bains russes. Après les avoir employés pendant un mois, il se trouva sensiblement mieux, mais non guéri, et rentra chez lui, où les douleurs reparurent avec assez de force, sans reprendre toutefois la gravité qu'elles avaient avant d'être traitées par la vapeur. Le 8 avril 1854, M. *** commença dans notre établissement le traitement hydriatrique, qui consista principalement dans les bains et douches de vapeur, les douches d'eau froide en cercles, le massage et les frictions à la brosse sur les parties douloureuses. Après dix-huit jours, ces douleurs avaient complétement disparu, et l'état général devenu mauvais à la suite de longues souffrances, avait éprouvé une très-sensible amélioration. La promptitude de cette guérison n'est pas moins remarquable que celle obtenue dans le cas précédent.

TREIZIÈME OBSERVATION.

Névralgie gastro-hépatique très-ancienne.—Six semaines *de traitement hydrothérapique*, grande amélioration.

Mme ***, âgée de quarante et un ans, ressentit, à l'époque de la puberté, des douleurs dans la région de l'estomac, auxquelles se joignit bientôt le vomissement de tout ce qu'elle prenait. Ces accidents revinrent régulièrement à chaque époque des règles, jusqu'à son mariage, et disparurent complétement après jusqu'en 1849. Dans cette année, ils recommencèrent avec beaucoup plus d'intensité qu'autrefois, sans trop paraître alors se rattacher aux fonctions de la matrice; ils semblaient plutôt liés à une affection du foie, car il était le point de départ de la douleur. L'hypocondre droit devenait d'abord douloureux, et les vomissements venaient ensuite. Ces accès se prolongeaient parfois cinq à six semaines.

Dans le mois d'octobre 1850, Mme *** vint à Valenciennes; sa santé n'était pas alors trop mauvaise, l'estomac seulement donnait quelques signes de souffrance; mais les accès ne tardèrent pas à revenir; ils étaient caractérisés, non-seulement par les douleurs de l'hypocondre droit et les vomissements, mais encore par de la céphalalgie, de la gêne dans la respiration, et des syncopes. Ils avaient ordinairement de neuf à dix jours de durée, et n'étaient guère plus de vingt jours sans revenir. Bientôt, aux symptômes dont il est ci-dessus parlé s'en joignirent d'autres, indiquant, d'une manière assez manifeste, la part que prenait le foie à cette maladie: ce furent des douleurs dans l'épaule droite, une constipation très-rebelle, et une profonde altération des traits de la face.

D'après les conseils du docteur Courtin, son médecin, Mme *** eut recours à l'hydrothérapie. Son traitement commença dans le mois d'août 1854; voici l'état qu'elle présentait alors :

Douleurs presque constantes dans l'hypocondre droit, rayonnant de cette partie vers l'estomac; vomissements opiniâtres de tout ce qu'elle prend, douleurs dans l'épaule droite, constipation, inappétence, profonde altération de la face, pouls à 90. L'exploration du ventre n'a fait découvrir aucune lésion organique ni du foie ni des autres viscères,

Mme *** fut soumise aux douches de vapeur, suivies des douches froides tantôt en cercles, tantôt en colonne verticale, et porta la ceinture excitante. Son régime se composa de légumes frais, de fruits, de viandes blanches; elle ne but que de l'eau.

A partir de ce moment jusqu'au 20 octobre, où elle quitta Valenciennes, Mme *** n'eût qu'un très-léger accès. Sous tous les rapports, sa santé s'était améliorée, et tout faisait présager une complète guérison, si le traitement eût été continué plus longtemps. Nous ignorons quel est l'état actuel de cette dame.

Cette maladie pouvait être considérée comme une hépatite chronique; mais l'absence de lésion appréciable du foie, malgré l'ancienneté de cette affection, la marche qu'elle a suivie, les symptômes qu'elle a présentés, semblent plutôt se rapporter à une névralgie qui intéressait probablement les rameaux du plexus solaire qui se rendent au foie et à l'estomac.

QUATORZIÈME OBSERVATION.

Coxite chronique gauche, allongement du membre de ce côté; grande amélioration par les moyens ordinaires de traitement.— Claudication.—Guérison après *trois mois d'hydrothérapie.*

M. ***, âgé de 16 ans, d'un tempérament éminemment lymphatique, ressentit, sans cause appréciable, en 1849, une grande faiblesse dans l'articulation coxofémorale gauche. Après une chute de cheval, cette articulation devint douloureuse; il fut obligé de garder le lit, et quelque temps après on constata un allongement de deux centimètres dans l'extrémité de ce côté. D'après les conseils du docteur Lefebvre, il fit usage des ferrugineux et de l'huile de foie de morue. En 1850, il y avait une amélioration notable dans son état ; toutefois l'articulation étant encore malade, ce qu'indiquait la difficulté de la marche. M. *** alla à Paris consulter M. Nélaton, qui lui prescrivit l'application d'un vésicatoire volant, tous les huit jours, autour de la partie souffrante. Bientôt les douleurs cessèrent de ce côté, mais l'articulation coxo-fémorale droite se prit à son tour, sans cependant présenter de gravité dans son affection ; la marche était seulement difficile et ne devenait douloureuse que lorsqu'elle se prolongeait au delà d'un kilomètre. L'année 1852 se passa dans cet état. M. *** ne souffrait plus, il ne restait de sa maladie que de la faiblesse dans les articulations, *mais aussi une claudication très-sensible.*

Le 1er juin 1853, il commença le traitement hydriatrique, qui consista dans l'emploi de l'étuve sèche, les douches en colonne de grand diamètre, le massage, les grands bains, la natation ; et après trois mois, la marche était parfaitement régulière.

On se rappelle les longues discussions qui ont eu lieu en 1854 à l'Académie de médecine sur les affections de la matrice, à l'occasion du rapport de M. Dépaul sur le redresseur intra-utérin de M. Simpson, préconisé par M. Valleix, et l'on sait que bien des questions sont restées sans solution satisfaisante, par cela même qu'elles ont été résolues de différentes manières par les praticiens les plus occupés du traitement de ces sortes de maladies. Ce qui nous paraît le mieux démontré par les débats qui ont eu lieu dans cette savante compagnie, c'est que les déviations de l'utérus, simples, sans complications, peuvent assez souvent ne développer aucun phénomène morbide ; mais qu'il en existe toujours quand les déplacements de ce viscère coïncident avec l'engorgement, l'irritation, l'inflammation, soit de son col soit de ses annexes. Les deux faits suivants justifient cette manière de voir.

QUINZIÈME OBSERVATION.

Déviation de la matrice, ulcération de son col, phénomènes nerveux variés.—*Trois mois d'hydrothérapie*, grande amélioration.

A vingt-quatre ans, Mme *** eut des flueurs blanches abondantes qui lui occasionnèrent des douleurs d'estomac, dérangèrent ses fonctions et la firent beaucoup maigrir. Elle se maria à vingt-cinq ans et eut trois enfants en cinq années. Après son mariage, la leucorrhée s'arrêta, ainsi que les douleurs gastralgiques; mais ces accidents reparurent à la suite de sa dernière couche, et de plus elle commença à ressentir dans le bas-ventre une pesanteur douloureuse, évidemment causée par un déplacement de la matrice, qui l'obligeait à marcher lentement et à petits pas. En 1852, le docteur Hardi de Cambrai, son médecin, constata l'existence d'une ulcération au col de cet organe, et la cautérisa. L'ulcère guérit, mais les accidents locaux et généraux n'en continuèrent pas moins. Les fonctions de l'estomac se faisaient mal, il y avait perte d'appétit et difficulté extrême de digestion; de plus, elle était tourmentée par l'insomnie, des rêves fatigants, des frayeurs sans motifs; la marche était devenue de plus en plus difficile, malgré l'emploi d'une ceinture hypogastrique; aussi la malade gardait-elle presque constamment la chambre.

En 1853, Mme ***alla prendre les bains de mer, dont elle ne retira aucun bon effet; à son retour, on lui appliqua un vésicatoire chaque mois sur l'hypogastre; ce moyen parut produire de bons résultats, mais il ne fit que calmer les symptômes, sans en faire cesser complétement aucun. Au mois de juin 1854, cette dame, d'après les conseils de son médecin, eut recours à l'hydrothérapie; voici l'état qu'elle présentait à son arrivée dans mon établissement :

Abaissement et antéversion de la matrice, dont le col est légèrement tuméfié, sentiment de pesanteur sur le fondement; douleurs dans la région lombaire et les aines, augmentés par la marche; pression de la région hypogastrique un peu douloureuse; impossibilité parfois de supporter sa ceinture; digestions difficiles; appétit nul, bizarre; céphalalgie presque continuelle, rêves fatigants, frayeurs sans sujet.

Le traitement hydriatrique consiste dans les douches froides, ascendantes, les grands bains, les bains de siége à eau courante, et la ceinture excitante.

Après trois mois, presque tous les symptômes que nous venons d'énumérer étaient dissipés; mais après un voyage de sept lieues fait en cabriolet, l'utérus s'étant congestionné de nouveau, le docteur Hardy et moi décidâmes qu'une application de sangsues serait faite tous les mois sur le col de la matrice et qu'on continuerait le traitement hydriatrique. Ces moyens produisirent les meilleurs effets, et au mois d'avril 1855, l'état de Mme *** est encore, sous tous les rapports, satisfaisant, surtout si on le compare à celui où elle était avant qu'elle commençât le traitement.

Dans ce cas, tous les phénomènes locaux et généraux étaient évidemment dus à l'hypérémie de l'utérus; ils se sont passés, avec la congestion de cet organe, par l'effet du traitement hydrothérapique, bien que l'utérus ne se soit pas relevé. Dans le fait suivant, nous verrons encore les phénomènes sympathiques disparaître sous l'influence du traitement, mais cette fois l'utérus abaissé aura repris sa place ordinaire.

SEIZIÈME OBSERVATION.

Déviation légère de la matrice, ulcération et tuméfaction considérable de son col; troubles sympathiques des fonctions de l'estomac et du cerveau.—Cautérisations avec le fer rouge, continuation des accidents.—*Traitement hydrothérapique,* grande amélioration.

Mme ***, âgée de quarante-deux ans, d'une bonne constitution, commença à éprouver, en 1849, des pertes blanches et des douleurs dans les régions lombaire et hypogastrique; puis après survint de l'irrégularité dans les règles, qui revenaient tous les quinze ou vingt jours.

En 1850, ses digestions devinrent difficiles, elle éprouva des bourdonnements dans les oreilles, de l'agitation dans les extrémités inférieures, des syncopes; elle était triste et tourmentée par des insomnies, des rêves fatigants.

En 1851, MM. les docteurs Courtin, Lefebvre et Dutemple ayant, pendant une consultation, visité la malade, reconnurent un ulcère au col de l'utérus, qui fut cautérisé aussitôt avec l'azotate d'argent, et quelque temps après avec le fer rouge. Cette opération guérit l'ulcère, mais le col resta malade, et presque tous les symptômes que nous venons d'indiquer persévérèrent.

Mme *** passa l'année 1852 dans un état de grande souffrance; en 1853, le docteur Courtin lui conseilla le traitement hydrothérapique, et à cette occasion je visitai cette dame avec le confrère; voici ce qui existait alors :

La matrice était sensiblement abaissée, son col considérablement tuméfié, lisse, rouge, et saignant au moindre toucher; la pression de l'hypogastre était un peu douloureuse, des douleurs se faisaient souvent sentir dans la région lombaire; les digestions étaient pénibles, et cependant Mme *** conservait l'apparence de la santé.

Le traitement commença le 22 juillet de cette année, et se continua, mais avec de nombreuses et longues interruptions, jusqu'au mois de décembre suivant. Mme *** était à cette époque dans un état de grande amélioration : les règles revenaient d'une manière régulière, la leucorrhée n'existait plus, l'utérus était sensiblement relevé ; l'appétit était bon, les digestions se faisaient bien, et les forces étaient revenues.

Cette situation satisfaisante se maintint pendant six mois consécutifs. Dans le commencement de 1854, Mme *** dut aller à Paris pour donner des soins à son père, gravement malade ; s'étant fatiguée beaucoup à cette occasion, quelques symptômes de l'affection de la matrice reparurent ; le traitement hydrothérapique fut repris, et les dissipa de nouveau.

DIX-SEPTIÈME OBSERVATION.

Névropathie des organes digestifs, trouble consécutif des fonctions du cœur, simulant l'hyperthrophie de cet organe ; deux ans et demi de durée.—*Quatre mois d'hydrothérapie*, très-grande amélioration.

M. ***, âgé de quarante-cinq ans, d'une constitution faible, quoique forte en apparence, a eu presque en tout temps les digestions difficiles. En 1852, il commence à éprouver tous les phénomènes rapportés à la *pyrosis ;* de plus, les battements du cœur deviennent forts, tumultueux, même dans le repos de la nuit, les moindres mouvements provoquent des palpitations, de la gêne dans la respiration, et à chaque instant le malade sent le besoin de faire une inspiration profonde. Un quart d'heure de marche le fatigue extraordinairement ; le coït le jette dans une prostration extrême, dont il se ressent toute une journée.

M. *** se croit atteint d'une maladie du cœur ; aussi est-il dans une continuelle inquiétude sur le résultat que doit avoir sa maladie.

Après bien des traitements infructueux, le docteur Dutemple, son parent, lui conseille le traitement hydrothérapique; il le lui fait suivre chez moi dans les premiers jours d'août 1854.

A son entrée, tous les symptômes ci-dessus indiqués se faisaient observer; les battements du cœur, par leur force, pouvaient faire croire à une hypertrophie du ventricule gauche; aussi restai-je un instant dans le doute si la méthode de Priessnitz convenait dans ce cas; mais en considérant que la scène pathologique avait commencé par les organes digestifs, que c'était dans les moments où ils souffraient le plus que le désordre des fonctions du cœur était plus prononcé; que le pouls était mou, malgré la violence des pulsations de ce viscère; que la circulation dans les vaisseaux capillaires ne paraissait gênée sur aucun point; j'attribuai le trouble fonctionnel de l'organe central de la circulation à l'influence sympathique qu'exerçait sur lui l'estomac, dont l'affection me paraissait être purement nerveuse, à cause de l'absence de tous symptômes inflammatoires; je me décidai à tenter le traitement, en en observant bien l'action pour l'arrêter de suite si elle n'était pas favorable.

Après quatre mois, l'état de M. *** était complétement changé. Il digérait mieux, la pyrosis n'existait plus, les fonctions du cœur se faisaient régulièrement, et une marche assez longue pouvait se faire sans fatigue.

DIX-HUITIÈME OBSERVATION.

Névrose cérébrale, attaques caractérisées par des vertiges, des bourdonnements d'oreilles, la chute du corps, la perte des idées et de la mémoire.—Régularité des fonctions dans les intervalles pendant un temps assez long, puis affaiblissement de l'une des extrémités ; marche irrégulière.—*Hydrothérapie*.—Guérison.

M. *** est âgé de quarante-deux ans; son système musculaire très-développé, contraste avec la faiblesse de sa circulation. En 1838 il éprouva, à des époques irrégulières des attaques que caractérisent des vertiges, des bourdonnements d'oreilles, et parfois la chute du corps avec perte des idées et de la mémoire. Dans l'intervalle on n'observe aucun trouble fonctionnel; la tête est libre : aussi peut-il chaque jour s'occuper d'un travail de bureau assez prolongé; point de céphalalgie. Les évacuations sanguines employées plusieurs fois n'ont aucun résultat favorable; cet état de choses se continue pendant plusieurs années; mais en 1850 M. *** commence à éprouver de la faiblesse dans l'extrémité abdominale droite, la marche est sensiblement gênée.

Le 10 mars 1854, étant à la campagne, il lui survient une nouvelle attaque, beaucoup plus forte que les précédentes; on le ramène chez lui où il garde le lit pendant quinze jours. Le docteur Varlet, appelé pour lui donner des soins, le traite par les antispasmodiques.

Le 17 juin 1854, il vint chez moi suivre le traitement hydriatrique. Le phénomène morbide le plus saillant alors était la difficulté de la marche ; il traînait la jambe droite. Les vertiges, les bourdonnements d'oreilles étaient plus fréquents qu'autrefois; il en était de même des imminences de chute. Du reste, il n'existait aucune douleur de tête, et les organes digestifs étaient dans un très-bon état.

L'hydrothérapie lui fut des plus favorables. Après cinq semaines de ce traitement, les symptômes cérébraux étaient complétement dissipés, et la marche régulière. Depuis lors M. *** s'est marié, et sa santé n'a rien laissé à désirer jusqu'à présent.

J'ai considéré cette affection comme une névrose cérébrale, d'après la faiblesse de la circulation chez M.***, et la complète inutilité des évacutions sanguines. Ce qui me porte surtout à croire que telle était en effet la nature de cette maladie, ce sont les bons résultats du traitement, qui n'auraient pas eu lieu si sa maladie eût été occasionnée par des congestions cérébrales, comme on le pensait, sans doute, d'après les évacuations sanguines qu'on a d'abord employées.

DIX-NEUVIÈME OBSERVATION.

Arachnoïde rachidienne (région lombaire) venue à la suite d'une entérite chronique et d'un typhus grave.—Impossibilité de la locomotion, par l'effet de la contracture permanente des muscles postérieurs des deux jambes.—Hydrothérapie pendant quatre mois. Guérison.

Un enfant de M. Hecquet, fermier à Denain, âgé de quatorze ans, d'une excellente constitution, était dans un pensionnat à Valenciennes, en 1853, lorsque, sans causes appréciables, il lui survint une irritation gastro-intestinale qui, après cinq ou six mois, altéra sensiblement sa santé. Vers la fin de l'année, il retourna chez ses parents, et peu de jours après, il fut atteint d'un typhus dont la gravité fut extrême; il resta plus de vingt jours sans connaissance; aussi le docteur Crozinski, qui le traitait, et moi qui le voyais en consultation, fûmes-nous longtemps incertains sur l'issue qu'aurait cette affection, qui dura bien au delà de son terme ordinaire. Comme les intestins étaient malades bien longtemps avant que le typhus ne se déclarât, nous prévîmes que le rétablissement de la santé de cet enfant se ferait longtemps attendre, et nous le dîmes à sa famille. La convalescence, entravée par des plaies profondes survenues dans la région du sacrum et d'autres accidents, dura près de quatre mois; la maigreur fut extrême.

Quand ses forces furent un peu revenues, et qu'on voulut lever le malade, on fut fort étonné de voir ses jambes fortement fléchies sur les cuisses, sans qu'il pût les redresser; on pensa qu'avec le temps cet accident se dissiperait; on attendit, mais vainement; la flexion forcée des jambes persista, et l'on commença à s'inquiéter d'un état de choses aussi fâcheux, qui pouvait compromettre l'avenir de ce jeune homme. Différents moyens furent employés, entre autres des efforts de traction, mais sans aucun résultat; c'est alors qu'on pensa à recourir à l'hydrothérapie.

Le jeune Hecquet entra le 22 mai à notre établissement; voici l'état qu'il présentait: la jambe droite forme avec la cuisse un angle de 65 degrés, et la gauche un angle de 75; les muscles postérieurs des deux jambes, mais surtout ceux de la droite, sont dans une contraction permanente extraordinaire; le malade ne peut se tenir debout, même avec des béquilles sous les bras; dans cette position il faut le soutenir pour l'empêcher de tomber; s'il veut marcher, il avance lentement un pied, qui décrit en tremblant un demi-cercle avant de se poser sur le sol; on le porte partout où il doit aller. A ce grave accident près, ce jeune homme se porte parfaitement bien.

Après deux mois d'hydrothérapie, il quitte ses béquilles;

après quatre, il rentre à sa pension, marchant, courant, comme si jamais la locomotion n'avait éprouvé chez lui le moindre embarras.

Dans le fait qui suit, l'on verra l'hydrothérapie ne pas montrer moins de puissance, bien que la maladie ait eu une terminaison différente.

VINGTIÈME OBSERVATION.

Arachnoïdite rachidienne (région cervicale), tremblement continuel de l'extrémité thoracique gauche, puis de la droite; entraînement de la tête sur l'épaule gauche; douleur dans le muscle deltoïde de ce côté. Ces accidents s'aggravent pendant dix années.— *Hydrothérapie.*—Apparition d'une éruption pustuleuse qui recouvre tout le corps, grande amélioration; cessation forcée du traitement; retour des accidents; mort probable.

M. ***, ancien artiste dramatique, contracta, à l'âge de quarante-quatre ans, une gale qui fut traitée à Mons d'une manière convenable. Etant à Toulouse, en 1843, il eut des pertes séminales nocturnes, qui le jetèrent dans un grand affaissement; après cinq mois de cet état, il commença à ressentir un très-léger tremblement dans l'extrémité supérieure droite qui, pendant longtemps, fixa peu son attention; mais cet accident faisant des progrès, il recourut aux conseils du docteur Vigry, qui le soumit pendant longtemps aux préparations de valériane; puis, n'en obtenant aucun succès, il l'envoya aux eaux d'Ossat, dans les Pyrénées, dont il ne retira pas plus d'avantage.

La maladie faisait des progrès; mais ils étaient très-lents, et M. *** put rester attaché au théâtre de Toulouse jusqu'au commencement de 1853, où il se vit forcé de le quitter, parce que non-seulement le spasme clonique du bras s'était considérablement accru, mais aussi parce que le même désordre musculaire commençait à se faire sentir dans l'autre extrémité, et que la tête était forcément entraînée sur l'épaule gauche.

Il rentra dans sa famille à Valenciennes.

Pendant l'année 1853, jusqu'au mois de juin 1854, sa maladie fit beaucoup de progrès. Un phénomène morbide nouveau était apparu; quand le bras était en repos pendant quelques minutes, il survenait une douleur, que le malade appelait *crampe*, dans toute la partie qu'occupe le deltoïde gauche; elle était très-vive et ne cessait que lorsqu'on avait fait exécuter des mouvements d'élévation et d'abaissement au bras, ce qu'il ne pouvait faire lui-même.

C'est dans cet état qu'il me fut présenté, le 10 juillet 1854, pour suivre le traitement hydrothérapique.

J'hésitai beaucoup pour le recevoir, en considérant, moins la nature de sa maladie, que je rapportai à une arachnoïdite spinale de la région cervicale, et l'inefficacité des traitements qu'il avait employés, soit d'après les conseils du docteur Vigry, soit d'après ceux des docteurs Vartel et Lefèvre, qui l'avaient soigné à Valenciennes, que la très-longue durée de cette affection, puisqu'elle remontait à dix ans. Je cédai cependant aux pressantes instances qui me furent faites pour le soumettre au traitement hydriatrique. Voici l'état qu'il présentait alors : les deux bras, mais surtout le gauche, sont dans un état de tremblement continuel, quand ils ne sont pas appuyés; dès qu'ils le sont, après 10 ou 12 minutes, une forte douleur survient dans l'épaule gauche, et ne se passe que lorsqu'on élève et abaisse alternativement le bras à plusieurs reprises, ce que le malade ne peut faire lui-même; aussi a-t-il constamment, le jour et la nuit, une personne chargée d'exécuter les mouvements indispensables pour l'empêcher de souffrir, hors le temps donné au sommeil, qui est très-court.

Les muscles du bras gauche sont dans une contraction permanente, qui résiste à la plus forte pression du doigt ; la tête est fortement inclinée à gauche et touche presque à l'épaule; ses mouvements de rotation sont impossibles; le corps est raide, la marche embarrassée; le pouls oscille entre 90 et 100 ; la peau est partout décolorée, terne; la maigreur est extrême; la constipation est opiniâtre. Cependant l'appétit se conserve, les digestions se font assez bien; les facultés des sens et de l'entendement n'offrent rien de particulier.

Le traitement consiste d'abord dans l'usage de l'étuve sèche, dont l'appareil doit être modifié pour lui, afin que la personne qui le sert puisse y introduire le bras, pour faire exécuter au sien les mouvements que rend nécessaires la douleur qu'il éprouve dans l'épaule quand le membre est en repos.

On ne provoque qu'une sudation très-modérée, après laquelle le malade reçoit le matin une douche en cercle, et dans l'après-midi une douche en colonne, dont on augmente graduellement la puissance, le long du rachis. Le lait, les légumes frais, les viandes blanches forment la base de son alimentation. Il y avait à peine quatre jours que le traitement était commencé, que déjà il y avait une amélioration sensible dans l'état du malade; les douleurs, sous forme de crampes, qui le tourmentaient à chaque instant, s'éloignaient et devenaient moins vives; la contracture des muscles était moins forte, la rigidité de tout le corps moins grande. Le 10 août, il congédia la personne qui était près de lui pour lui faire exécuter les mouvements du bras, dont nous avons parlé, comme aussi pour le surveiller dans sa marche, quand il venait à l'établissement.

Au commencement de septembre, le mieux était encore

plus manifeste; la tête s'était un peu redressée, les mouvements du corps étaient plus libres, la marche plus facile, et les douleurs avaient complétement disparu, ainsi que les contractions des muscles du bras; tout donc indiquait une grande diminution dans l'inflammation de l'arachnoïde rachidienne; aussi M. *** était-il l'objet de l'étonnement de toutes les personnes qui le connaissaient, quand elles comparaient son état présent avec celui dans lequel il était avant de commencer le traitement.

Au milieu du mois d'août le malade remarqua, sans trop y attacher d'importance, quelques petites vésicules sur la verge; puis il en survint d'autres sur le ventre, aux cuisses, aux jambes, aux bras, à la poitrine; disséminées d'abord, elles se rapprochèrent ensuite en se multipliant, et finirent par se toucher de toutes parts; un liquide visqueux s'écoulait de ces pustules; en se séchant il formait des squammes qui, se réunissant, ne présentèrent plus, des pieds au cou, qu'une plaque noire d'où s'exhalait une odeur très-fétide

Un insupportable prurit, que la chaleur du lit augmentait, tint le malade dans un état continuel de souffrance; malgré toute sa raison, il se grattait constamment, enlevait les squammes qui laissaient à nu le derme enflammé, d'où s'échappait une suppuration sanguinolente qu'absorbait la chemise, qui, mise tous les matins, était le soir toute couverte de pus et de sang.

Dès l'apparition de l'affection cutanée, des pustules s'étaient formées entre les doigts, aux poignets et aux jarrets, ayant tout à fait les caractères de celles de la gale; je crus d'autant plus qu'elles étaient de cette nature, que le malade en avait communiqué de semblables à son père et à sa mère; seulement elles étaient disséminées, moins grosses et moins enflammées.

Malgré cette pénible situation, le traitement fut continué jusqu'au 8 octobre. Pour moi, comme pour le malade, il était certain que c'était à dater de l'apparition de l'éruption vésiculaire qu'avait commencé l'amélioration si sensible qui était survenue dans la maladie principale; mais malgré tout son courage que soutenait l'espérance d'une guérison complète, il ne put supporter plus longtemps l'action de l'eau froide, la peau se crevassait partout, partout elle était le siége d'un suintement de pus sanguinolent. Cette souffrance réagissait sur la circulation, il y avait de la fièvre; l'appétit, qui s'était considérablement augmenté, était tombé sous l'influence de l'irritation de l'estomac, produite par celle de l'enveloppe tégumentaire.

Il fut convenu que l'on traiterait la maladie de la peau, et que les procédés hydrothérapiques seraient repris ensuite. Il fit aussitôt usage de bains de son pour calmer l'irritation cutanée, puis de bains avec le sulfure de potasse, et de frictions avec une pommade composée d'axonge, de soufre et de sous-carbonate de potasse.

Ces moyens amendèrent assez promptement la maladie de la peau; toutefois elle ne fut complète qu'à la fin de janvier suivant.

Dès que le traitement de la maladie principale fut arrêté, l'amélioration si grande qui s'y opérait s'arrêta également; le 22 janvier, le malade tomba sur le dos; à partir de ce moment, soit que cet accident y ait contribué, soit que l'inflammation de l'arachnoïde, n'étant plus combattue, ait repris naturellement sa marche ascendante, tous les désordres fonctionnels dont nous avons parlé revinrent graduellement et avec plus de force que jamais. Malheureusement nous ne pouvions pas encore reprendre le traitement, la maladie de la peau n'était pas terminée, et le temps, qui était devenu très-mauvais, ne permettait pas au malade de se rendre chaque jour à l'établissement.

Depuis, les symptômes se sont de plus en plus aggravés; au moment où nous écrivons ces lignes, tout le corps est dans un état de rigidité extrême; à chaque instant les douleurs ressenties dans le deltoïde arrachent des cris au malade; elles ne sont, comme toujours, calmées que par les mouvements que l'on fait exécuter au bras; mais ils ne sont plus faciles, tant le membre est raide; cette rigidité est maintenant dans tous les muscles de la vie de relation, elle gagne toute l'étendue des extrémités inférieures, ce qui démontre que l'inflammation de l'arachnoïde, d'abord bornée à la région cervicale du rachis, occupe maintenant toute sa longueur; les jambes sont infiltrées : il en est de même de la face; l'appétit est perdu, le pouls d'une extrême fréquence, la maigreur cadavérique; mais au milieu de tout ce désordre des fonctions, celles de l'intelligence se maintiennent, et ne laissent que trop voir à cet infortuné le terme très-prochain de toutes ses souffrances.

Ce fait donne lieu à bien des réflexions. Voilà une maladie qui s'accroît pendant dix ans, sans qu'aucun traitement s'oppose un instant à sa marche; l'hydrothérapie seule, non-seulement l'arrête, mais la fait retrograder; car un mieux des plus manifestes survient et se continue pendant plus de deux mois. Cette amélioration coïncide avec l'apparition d'une éruption d'une nature pour nous incertaine; mais n'était-ce là qu'une simple coïncidence? Cette affection de la peau était-elle étrangère à celle de l'arachnoïde rachidienne? N'était-ce pas une vaste dépuration que l'organisme, aidé par le traitement, opérait au profit du malade, qui n'a pu se compléter par suite de la cessation forcée de la médication mise en usage ? Je suis porté à le croire, sans oser toutefois me prononcer davantage dans l'explication d'un fait qui se rattache à la vie intime, dont nous voyons bien les effets sans pouvoir saisir la cause qui les détermine [1].

[1] Nous aurions rapporté des observations d'autres maladies, qui constatent également l'efficacité de la méthode curative de Pressnitz, si nous n'avions craint de dépasser de beaucoup les bornes que nous nous sommes prescrites. Les faits consignés dans ce travail suffiront, pensons-nous, pour indiquer quels seraient les résultats probables de ce traitement dans les autres affections qui, par leurs causes, leur siége, leur nature, ont plus ou moins d'analogie avec celles qui viennent de nous occuper.

FIN.

TABLE DES MATIÈRES.

FIN DE LA TABLE.

PARIS. — IMPRIMÉ CHEZ BONAVENTURE ET DUCESSOIS,
55, QUAI DES GRANDS-AUGUSTINS.

www.ingramcontent.com/pod-product-compliance
Ingram Content Group UK Ltd.
Pitfield, Milton Keynes, MK11 3LW, UK
UKHW020253250726
13967UKWH00004B/1656

9 782012 979277